이 운동만 하면 살이 안 쪄요

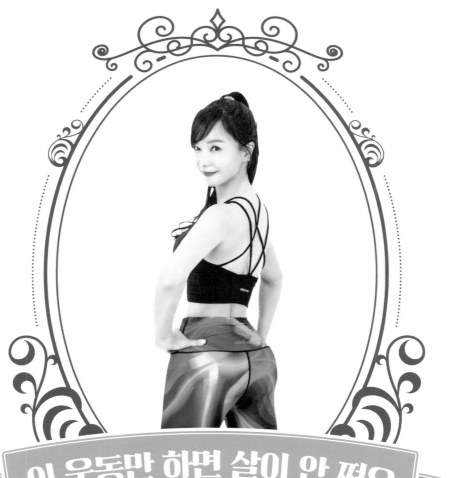

이 운동만 하면 살이 안 쪄요

추민수 지음

Booksgo

지금이 가장 젊고 아름답다

'거꾸로 가는 시계'에 동참하고 싶으신 여러분들 안녕하세요~
추언니, '추민수'입니다.

여성만을 대상으로 오프라인에서 피트니스 지도자 생활을 한 지
30년 가까이 되었습니다. 4차 산업혁명과 코로나로 인한 언택트 시
대를 맞이하여 유튜브 채널을 통해 저의 운동법을 알리고 온라인 수
업을 준비하며 바쁜 나날들을 보내고 있습니다.

여자 나이 스물다섯 살만 되어도 누군가의 '어려 보인다'는 말에
기분이 좋아질 때가 있습니다. 지금 돌이켜 보면 스물다섯 살, 한없이
예쁜 나이인데 그때는 왜 그렇게 나이가 들어가는 것처럼 느꼈는지.
그렇게 서른, 마흔을 지나 어느덧 쉰을 넘겼습니다.

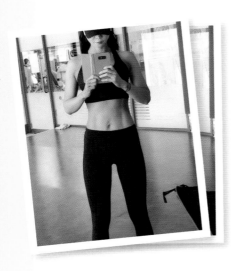

여자는 늙고 싶지 않습니다.
여자는 항상 아름답고 싶습니다.
여자는 매력을 잃지 않고 싶습니다.

저는 그렇습니다.
여러분은 어떠신가요?

오랫동안 여자에게 좋은 운동법을 연구하고 동안을 유지하는 습관과 노화의 성향(?)을 분석했습니다. 걸음걸이, 말투, 자세, 웃음소리 심지어 휴대폰을 드는 자세까지도 말이죠.

나이와 비례하여 늘어나는 나잇살을 타파하고 더 이상 살이 찌지 않는 체형으로 만드는 운동을 고민하게 되었습니다.

생활하면서, 수업을 하면서, 저와 함께 하는 많은 회원 분들의 경험담을 통해 결국 공통적인 분모들을 찾아냈습니다. 습관과 운동, 마인드, 식습관까지 동안을 만들고 노화를 늦추는 많은 요소들을 찾을 수 있었습니다.

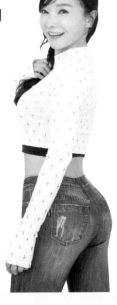

이 책은 그동안 제가 몸소 느끼고 경험한 '동안의 비밀', '12살 어려지는', '거꾸로 가는 시계를 가질 수 있는' 모든 내용을 담은 가이드가 될 것입니다.

마음 관리, 생활 습관, 식습관과 부위별로 살을 빼고 체력을 채우는 방법을 빠짐없이 담았습니다.

자, 추언니와 함께 가봅시다!

추언니 **추민수**

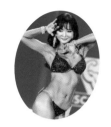

CHAPTER 01

멋지고 아름답게 사는 습관

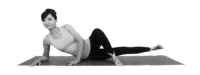

CHAPTER 02

일주일이면 무조건 쫙 빠진다 부위별 운동

어깨

팔

가슴

contents

CHAPTER 03

나이는 숫자에 불과하다 늙지 않는 운동

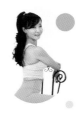

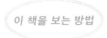

CHAPTER 01

멋지고 아름답게 사는 습관

누구보다 멋지고 아름답게 사는 추언니의 습관 레시피를 소개합니다. 마음, 생활, 먹거리까지 누구보다 행복하게 살고 열정적으로 즐기는 추언니의 관리법에 대해 알려줍니다.

CHAPTER 02

일주일이면 무조건 쫙 빠진다
부위별 운동

추언니가 소개하는 운동은 어렵지 않아요. 그리고 평소에 사용하지 않는 근육을 사용하여 운동을 하기 때문에 꾸준히 운동을 따라 하다 보면 자연스러운 몸매 성형 효과를 느낄 수 있어요.

CHAPTER 03

나이는 숫자에 불과하다
늙지 않는 운동

여성을 매력적이고 아름답게 만들 뿐만 아니라 12살 어린 몸을 만들어 주는 운동을 소개해요. 목주름과 팔자 주름을 펴고 바른 자세로 생활할 수 있는 방법을 제시합니다.

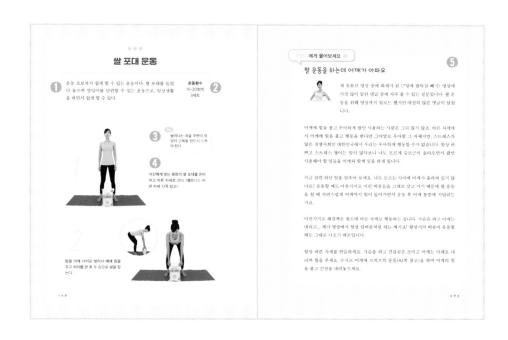

① 운동을 해야 하는 이유와 원리를 설명해요.

② 운동횟수와 중간 휴식 시간을 알려줘요.

③ 운동할 때 주의할 점과 알아두면 좋은 운동 팁을 알려줘요.

④ 운동 방법을 알려줘요.

⑤ 운동하면서 궁금했던 것들을 추언니가 알려줘요.

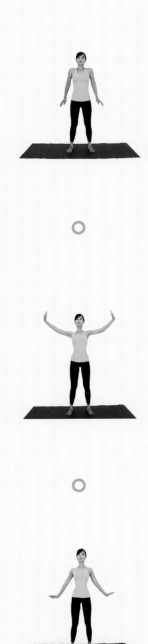

멋지고
아름답게 사는
습관

마음 관리

가슴을 뛰게 하자
- - - - - - - - - - - - - - - -

사람의 눈을 보면 그 사람의 설렘을 느낄 수 있다. 설렘을 잃어버린 눈은 나이 들어 보이게 한다. 아마도 설렘이 사라지면서 나이를 먹는 것은 아닐까? 그렇다고 설렘의 대상을 사람에게서 찾으라는 의미는 절대 아니다.

타인에게 의지하는 삶은 스스로 독립적이지 않고 의존적이기 때문에 절대 참다운 행복이나 보람을 찾을 수 없다. 우리가 찾아야 할 설렘은 꿈이다. 아주 소박한 것이어도 좋다. 아니 오히려 작을수록 좋다. 소소한 꿈은 이루는 보람이 있고 하루하루 살아가는 의미를 준다. 보잘 것 없이 나이 먹고 싶지 않다면 우리의 잃어버린 설렘을 찾자.

예를 들어 날짜를 정해놓고 책을 읽거나 외국어 공부에 도전을 해봐도 좋다. 봉사를 하거나 누군가를 위해 맛있는 음식을 하고 새로운 장르의 음악을 듣거나 영화를 보는 것도 좋다. 그러다 보면 성취를 맛보는 보람 덕에 살아있다는 새로운 경험을 할 것이다. 더 이상 먹고 입고 사는 것, 남편이나 시댁, 친구나 지인까지... 남들의 시선에만 매달리던 내가 아닌 새로운 내가 탄생하는 순간을 경험할 수 있다.

젊어지기 위해 성형을 하거나 화장품을 찾자는 것이 아니다. 내가 좋아하는 것을 정확히 알고 나를 설레게 하는 것이 무엇인지를 알고 그것부터 시작하자.

나부터 사랑하자

지금부터 스스로에게 물어보자.

> ❶ 가장 좋아하는 것은?　　❹ 취미는?
> ❷ 무엇을 할 때 가장 행복한가?　　❺ 어떤 사람이 되고 싶은가?
> ❸ 가장 싫어하는 것은?　　❻ 궁극적인 인생의 목표는?

정말 희한한 일은 의외로 대답이 선뜻 나오지 않는다는 것이다. 나 자신에 대해 잘 모르고 살아온 사람이 의외로 많다. 나 또한 그랬다. 남에게 비춰지는 모습만을 신경 써왔지 정작 내가 행복할 일을 만들지 않고 이제까지의 인생을 살아왔던 것 같다.

어느 가수가 이런 말을 했다. '화려한 의상과 조명 아래 많은 사람에게 둘러싸여 있다가 어느 날 문득 집에서 다 떨어진 수건을 쓰고 늘어난 면 티를 입고 있는 자신을 발견하곤 나에게 버려진 내 자신의 모습이 너무나 안쓰럽고 불쌍했다.'라고 말이다. 이 말에 백프로 공감한다.

그래서 결심했다. 나를 위한 소박한 사치를 하며 살겠다고 말이다. 비싼 명품백이나 비싼 화장품을 말하는 것이 아니다. 신선한 채소, 건강한 먹거리, 착한 재료로 요리한 음식을 담아낼 예쁘지만 비싸지 않은 맵시 나는 그릇을 준비하거나 가끔 혼자서 맛있는 것을 먹고 영화도 보며 자신을 위한 소비를 하는 것이다.

남에게 보이는 행복이 아니라 진정 나를 위한 행복이 중요하다. 삶의 보람을 느끼며 선한 영향력이 있는 삶을 살아보려 한다. 내가 싫어하고 내게 스트레스를 주는 행위나 요인은 가급적 만들지 않으려 한다.

다이어트는 나 자신을 바람직하게 사랑하는 순간부터 실천이 가능하며 지속할 수 있다.

남도 사랑하자
- - - - - - - - - - - - - -

내 나이 쉰을 넘어가며 또 하나 긍정적인 생각의 전환은, 사람은 다 똑같다는 것이다. 그러면서 부러움이라는 감정 자체가 사라지기 시작했다. 인간은 누구나 똑같다. 삶을 산다는 것은 외향은 다르더라도 그 실상은 다 똑같다. 재벌이라고 부러워 할 필요 없다. 아무리 비싼 것을 먹어도 배부른 건 똑같다. 호화로운 저택보다 맘 편한 것이 최고다.

앗, 생각해보면 부러운 사람이 있다. 아니 부럽다기 보다 내가 되고 싶은 사람이라는 표현이 맞을 것이다. 욕심 부리지 않는 사람, 감사함을 아는 사람, 사랑이 많은 사람이다. 반면 권력이나 재물에 눈이 멀어 욕심이 지나친 탐욕스러운 사람들, 본인이 가진 현실이 얼마나 감사한지 모르고 계속해서 채우고자 하는 사람들은 얼마나 안타까운지 모르겠다.

저 사람도 나처럼 힘듦이 있을 것이다. 영원히 사는 사람도, 영원히 젊은 사람도 없다. 사람은 누구나 똑같다. 이런 생각을 하면 동지애(?) 비슷한 감정이 들며 사람으로 인해 짜증나는 감정도 오래가지 않고 없어져 버린다.

비단 이성 간이 아니더라도 모든 사랑의 감정에는 젊음의 호르몬인 '세로토닌'을 분비하며 사람을 아름답게 만든다. 가볍지 않은, 소녀다움을 잃지 않은 채 세상에 찌들지 않고 나이가 들어가며 더욱 아름답고 싶다.

앞으로 하지 말아야 할 것들

나이 들어도 건강한 매력을 잃지 않기 위해서 제발 지금부터 절대 하지 말아야 할 말들이다.

'사는 게 다 그렇지... 뭐!' '사는 게 재미없어.'
'나이 들면 다 똑같아.'   '재미있는 일이 없어.'
'나이는 어쩔 수 없어.'   '나이 드나 봐...'

'말이 씨가 된다.'는 옛말이 있다. 절대 말을 조심하자. 노력조차 귀찮은 핑계일 뿐 절대 이런 말은 위로가 될 수 없으며 듣는 사람의 기

운까지 빼앗아 버리는 어리석은 말이다. 말을 뱉게 되면 결국 시인하는 것이 되고 현실이 된다. 적어도 내 경험으로는 그래왔다.

세상 살기 편한 사람은 한 사람도 없다. 한 번 뿐인 인생, 그냥 그렇게 시간낭비하며 살아가는 사람이 있는 반면 돌아오지 않는 시간을 알차고 긍정적으로 살고자 노력하는 사람도 있다.

행복해서 '행복하다' 말하는 것이 아니라 '행복하다' 말을 함으로써 행복해진다는 말이 있다. 나는 이 말을 진리로 굳게 믿고 실천하려 노력하며 살아가고 있다.

추억의 노래를 잘 듣지 않는다

나이 들어도 매력적인 건강한 삶을 살기 위해서는 뇌를 젊게 유지하는 것이다. 뇌가 건강한 사람의 눈빛은 에너지가 있고 매력적이다. 뇌는 익숙한 것에는 반응하지 않는다고 한다. 새로운 것을 접하고 이에 익숙해지는 과정이 뇌를 건강하고 늙지 않게 만든다. 물론 무서운 치매도 예방한다.

한 예로 난 추억의 노래를 그리 좋아하지 않는다. 한 가지 정말 궁금한 것이 있다. 추억의 노래를 들으면 옛 생각이 난다고 하는데, 그 시절을 생각하면 행복해지는가?

'휴~ 옛날에 그랬지... 옛날엔 좋았지...'라는 행복한 웃음보다 한숨이 먼저 나온다. 추억이 아름답게 기억되는 것을 기억의 왜곡이라고 한다. 반면 요즘의 음악을 들으며 트렌드를 분석하는 것이 꽤 흥미롭다. 애써 젊어 보이려고 요즘의 음악을 듣는 것이 아니라 가요, 팝, 일렉트로닉, 하우스, 트랩 등의 신선한 음악을 들으면 가슴이 설레기 때문이다. 새로운 음악을 접해보자. 들을수록 좋아진다.

나이 먹어간다고 한숨 쉬는 지금 이 순간도 찾아올 내일보다 젊다. 건강하고 매력적인 삶을 살려면 지금 이순간의 내 모습을 사랑하자. 과거의 집착에서 벗어나는 것. 익숙한 것만을 좋아하지 말자. 새로운 것을 받아들이는 것을 귀찮다고 생각하지 말자.

나는 내가 살아있는 동안 계속 새로운 것을 배우며 살아가려 노력한다.

부정적인 것들과 멀어지기 위한 노력

스트레스는 만병의 근원이며 노화의 원인이다. 젊고 건강하게 살기 위해서 운동과 음식 모두 중요하지만 가장 피해야 할 첫 번째는 스트레스다. 스트레스 호르몬인 코르티솔은 우리 몸을 늙고 병들게 한다. 우리는 적극적으로 이 스트레스와 멀어져야만 한다.

많은 사람들이 나를 보면 스트레스도 없이 즐겁게만 살아갈 것 같다고 이야기한다. 하지만 앞서 언급했듯이 사람은 누구나 똑같다. 스트레스 없는 사람이 어디 있겠는가? 크든 작든 하루에도 수십 번씩 찾아오는 것이 스트레스라는 불청객이다.

하지만 스트레스를 어떻게 대처할지 개인마다 다른 환경에서 나름의 해소법을 매우 적극적으로 찾아야만 한다. 한 번뿐인 인생을 보다 건강하고 행복하게 살기 위해서는 반드시 그래야만 한다.

사람마다 찾아오는 스트레스의 유형은 각기 다르다. 스트레스에 바람직하게 대응하기 위해서 첫 번째로 해야 할 일은 자신이 어떤 상황에서 가장 많은 스트레스를 받는지를 아는 것이다. 돈, 사랑, 권력이 충분하면 스트레스도 없을 것 같지만, 오히려 이런 것들을 충분히 가지고 있는 사람들이 스트레스에 약한 경우를 많이 보았다. 결국 스트레스는 욕심에서 비롯된다.

자신이 스트레스가 많다는 생각이 든다면,

❶ 맘에 드는 장소를 찾아서 혼자만의 시간을 가지며 깊게 생각해보자.
❷ 마음을 가라앉히고 일단 자신이 가지고 있는 감사한 것들을 찾아보자.
❸ 스트레스를 받게 한 원인이 사람이었다면 조용히 그 사람의 입장이 되어보고 최대한 이해하려 노력해보자.
❺ 나만의 스트레스 해소법을 찾아보자.

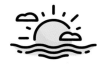

　　스트레스에서 벗어나기 위해 기본적으로 추천하는 방법은 몸을 움직이는 일이다. 운동은 기본적으로 스트레스를 해소하는 가장 좋은 방법이다.

　　나 자신을 사랑하는 가장 중요한 작업은 스트레스를 멀리 하는 것이다. 가능하다면 스트레스 받을 상황을 최대한 만들지 말자.

추언니가 실천하는 스트레스 해소법

• 아침 햇빛은 꼭 보자

　　햇빛 특히 아침 햇빛은 자연이 우리에게 주는 보석 같은 선물이다. 아침에 햇빛을 쐬면 젊어진다. 어떤 일이 있어도 아침에는 잠깐의 산책을 하던 아침 카페에서 작업을 하던 공짜로 얻을 수 있는 젊음의 묘약을 놓치지 않는다.

• 우울하거나 기분이 처질 때는 절대 집에 있지 않는다

　　일이 없을 때라고 절대 집에서 빈둥거리지 않는다. 특별히 집에서 영화를 시청하는 등의 주제가 있는 날이 아니고는 절대 빈둥거리며 TV 리모컨을 만지작거리지 않는다.

· 잠자리에 들 때를 제외하고는 침대에 눕지 않는다

밤에 잠을 자는 것이 아니라면 낮 동안은 절대 침대에 몸을 누이거나 잠을 자지 않는다. 몸을 안 쓰면 무기력해지고 우울해진다. 엉덩이를 가볍게 하려 노력한다. 그러면 자연스럽게 다이어트도 된다.

· 몸이 처지고 식곤증이 몰려오는 낮 시간에 운동을 한다

운동은 성장 호르몬을 분비시켜 우리 몸을 젊게 만든다. 운동을 하다 보면 세르토닌이 생성되어 기분이 좋아진다. 스트레스가 쌓여 힐링이 필요할 때는 명상과 같은 정적인 것보다 아무 생각 없이 집 밖으로 나오자. 그리고 무조건 밝은 곳에서 몸부터 움직이자.

· 채소를 많이 먹는다

조미료, 합성 감미료, 짠 음식은 기분을 나쁘게 하고 부정적인 사고를 만든다. 언젠가 낮에 라면을 먹고 국물에 밥까지 한 그릇 말아 먹은 뒤 낮잠을 거나하게 자고 일어난 적이 있었다. 지금도 똑똑히 기억나는 것이 세상 살기 싫은 불쾌한 감정이 들었다. 그 후에도 라면을 먹었다 하면 영락없이 그런 기분과 마주했고 그 후로 라면을 끊었다. 섬유질과 비타민을 많이 섭취하면 몸도 가벼워지고 깨끗해진다는 것을 느낀다. 또 스트레스도 풀리는 것 같다. 음식은 건강뿐만 아니라 사람의 외모와 기질을 만든다고 한다.

• 인맥 다이어트(맞는 사람과 어울리기)

한 번뿐인 인생의 흐르는 시간은 돌아오지 않는다. 좋은 사람들을 다 만나기도 힘들다. 그래서 나는 아무리 노력해도 자꾸 삐걱거리는 사람은 거른다. 서로에게 긍정적인 영향을 주고 덕담으로 서로를 위해 줄 수 있는 사람들을 만난다.

세상에는 좋은 사람들이 참 많다. 나와 성향이 맞는 사람들이 있다. 좋은 관계는 행복 호르몬인 세로토닌이 분비되어 사람을 젊게 만들고, 불편하고 즐겁지 않은 관계나 모임은 스트레스 호르몬이 분비되어 사람을 늙게 만든다.

인간 관계도 목적이 분명해야 한다. 어떤 사람이나 모임에 참석하기 전에 만남의 이유가 일인지 친목인지 나누어 그 목적에 최선을 다한다면 얼마든지 바람직한 방향으로 갈 수 있을 것이다. 이러한 분류가 애매모호하다면 안 만나느니만 못한 결과를 초래할 수도 있다. 나에게 가장 언짢은 일은 그 만남의 결과가 시간낭비로 남을 때다.

습관 관리

행복하게 먹고 잘 먹자

'살기 위해 먹는다.'와 '먹기 위해 산다.' 이 두 가지 문장을 두고 한 번쯤은 질문을 받아본 적이 있을 것이다. 여러분은 어느 쪽인지? '살기 위해 먹는다.'는 말이 너무 처절해 보이니 먹는 것에 행복을 두고, 건강하니깐 입맛도 있는 것 아니냐며 후자가 더 바람직하지 않느냐는 이야기를 자주 들었을 것 같다.

사람마다 다르겠지만 나는 살기 위해 먹는다. 산다는 것은 참 재미있다. 하루하루가 똑같다고 지루해하는 사람도 있지만 곰곰이 한 번 생각해보자. 해보지 않았던 것들을 말이다.

일단 적극적으로 나를 알아보자. 내가 무엇을 좋아하는지, 언제 행복한지 파악하고 적극적으로 실행에 옮겨보자. 물론 개인차는 있겠지만 반드시 찾을 수 있을 것이다.

사는 것이 재밌어지고 먹는 낙으로만 산다는 약간의 비참한(?) 일은 없어질 것이다. 내가 좋아하는 일을 더욱 적극적으로 해내기 위해서 제대로 된 에너지가 필요하기 때문에 아무 것이나 내 몸속으로 들어가는 일을 허락하지 않을 것이다. 제일 이해가 되지 않는 말은 '이거 먹고 때운다.'이다. 이 세상에 오직 하나뿐인 나 자신인데 너무 소중하지 않은가? 건강은 누가 챙겨주지 않는다. 스스로 자신의 건강을 챙겨야 한다.

기계는 연료가 없으면 돌아가지 않는다. 내 몸을 기계라고 가정하고 하루하루 건강하고 에너지틱하게 보내려면, 고장 나지 않고 오래오래 사용하려면, 좋은 연료를 써야 할 것이다. 그저 시간이 없으니 배만 채우자는 의미로 떡이나 빵으로 대충 때우는 것을 내 자신에게 미안하게 생각하자.

나는 남은 음식을 아낌없이 버린다. 소식은 몸을 젊고 날씬하게 한다. 내 몸은 음식이 아깝다고 버리는 쓰레기통이 아니니, 이제부터 남은 음식이 아깝다고 내 몸에 버리지 말고 쓰레기통에 버리자. 입이 좋아하는 것 말고 몸이 좋아하는 예쁘고 좋은 것들만 내 몸에 넣자.

무엇을 어떻게 먹느냐는 누구나 원하는 건강하고 아름다운 인생의 가장 기본적인 것이다.

닥치는 대로 채소

채소는 보이는 대로 무조건 많이 먹는다. 그래서 나의 쇼핑카트는
언제나 푸른빛이다. 냉장고에 채소가 떨어지면 불안해지고, 색깔별
로 채소를 채워 넣었을 때 뿌듯하고 행복해진다. 개인적인 경험이긴
하지만, 채소를 많이 먹으면 피부가 진짜 좋아진다. 비싼 화장품은 필
요가 없게 된다. 채소를 많이 먹으면 기분이 상쾌해진다. 그래서 기분
이 처질 때는 약이라고 생각하고 채소를 먹자. 이건 진짜다.

선크림은 꼭 바르자

고백하자면 나도 얼마 전까지 선크림을 바르지 않았다. 이상하게
귀찮아서 잘 실천하지 않았던 일 중 하나였다. 특히 햇빛을 좋아하다
보니 선크림을 바르지 않고 다녔다. 사실 40대까지는 그리 필요성을
느끼지 못한 것도 사실이다.

하지만 쉰이 넘어가며 피부 노화를 느끼기 시작했다. 주로 얼굴 피
부만 신경을 썼었는데 손과 목, 다리 피부가 점점 얇아지는 것을 느끼
면서 지금부터라도 얼굴뿐만 아니라 햇빛이 닿는 부분은 모두 신경

써서 바르려고 노력한다. 핸드백과 차 안에 항상 비치하여 수시로 발라주고, 특히 목과 손은 더욱 신경 써서 수시로 덧발라 준다.

앞으로 지구의 오존층은 환경오염으로 더 파괴될 것이다. 자외선은 더욱 기를 쓰면서 우리의 연약한 피부를 늙게 하려고 공격해 올 것이다. 내가 아침을 좋아하는 대표적인 이유 중 하나는 떠오르는 태양의 자외선은 한낮보다 약하기 때문이다. 또한 떠오르는 태양에서 느껴지는 생명력도 한 몫 한다.

최소 12시부터 2시까지의 햇볕은 무조건 피하고, 누군가 아줌마라 무시해도 운전할 때 장갑과 양산은 필수 아이템으로 준비하자. 내 생각에는 아줌마의 상징이었던 운전 장갑과 양산은 앞으로 남녀노소 누구나 반드시 준비해야 할 아이템이 될 날이 곧 올 것이다. 태양을 피하기 위해서 말이다.

표정 연습

동안의 첫 번째는 처지지 않는 볼과 입꼬리다. 그러기 위해서는 광대근으로 입꼬리를 끌어올리며 항상 밝고 처지지 않는 인상을 가지려고 평소에도 표정 연습을 해야 한다.

언젠가 거울 앞에서 좋지 않은 내용의 전화 통화를 한 적이 있었다. 우연히 거울을 쳐다보았는데 그 속에는 나이 들어 보이고 고집스러워 보이는 내가 있었다. 그 모습에 적지 않은 충격을 받았다. 그때 당시에도 나름 동안이라며 TV 출연도 활발히 하고 있었던 터라 순간 나는 거울 속의 나를 보고 사람들을 기만하고 있다는 생각이 스쳐갔다.

아름다운 얼굴을 갖기 위해서는 항상 밝고 처지지 않은 표정을 잃지 말아야 한다. 그래서 나쁜 일에 불평보다는 소박한 일상 속에서 감사와 재미를 찾으려 노력하고 있다. 고집을 버리고 열린 마음으로 다른 사람의 입장이 되어보려 노력한다.

사실 말은 쉽다. 처음에는 의식적으로 노력하지 않으면 잘 되지 않아서 계속 노력하게 된다. 노력하지 않으면 금세 감사보다는 불평의 마음이 스멀스멀 올라와 사람을 판단하며 곧 삶이 지루하다는 생각이 들어버리기 때문이다.

　모든 것은 습관 들기 나름이다. 예전에는 감사와 불평의 비율이 3:7이었다면, 지금은 7:3으로 바뀐 것 같다. 주변에서는 얼굴이 밝아지고 편안해 보인다는 말을 자주 듣는다. 사람은 완전할 수 없다. 지금은 감사의 비율을 8:2로 늘리기 위해 노력하고 있다.

　아이의 얼굴은 맑고 순수하며 고집스럽지 않다. 세상을 많이 살지 않았으니 희망도 세상에 재미있는 일도 많을 것이다. 표정은 생각의 거울이다. 시간이 흐르며 만들어지는 사람의 인상은 그 사람의 정신세계를 나타낸다.

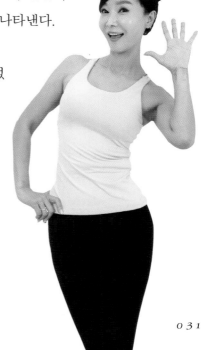

　나이 들며 늘어가는 주름은 어쩔 수 없지만, 인상에는 책임을 지라는 말이 있다. 주름이 있어도 항상 광대근을 쓰며 방긋 웃는 습관을 가진 사람의 얼굴은 젊어 보이고 처지지 않는다. 크든 작든 항상 꿈을 꾸는 사람의 눈빛은 빛이 난다. 남의 험담보다는 칭찬을 좋아하는 사람의 입꼬리는 위를 향한다.

아름답게 나이 들고 싶다면 지금부터 시작하자.

유튜브에서도 언급한 적 있지만 예전부터 습관처럼 아기의 얼굴과 노인의 얼굴을 비교해왔다. 근육은 운동성이 있으며 운동성을 가진 근육이 있는 부분은 움직일 수 있다. 즉 움직일 수 있는 신체 부위에는 모두 근육이 있다.

근육은 쓰이는 방법대로 만들어진다. 안 쓰면 점점 없어져가고 쓰면 발달한다. 엉덩이 근육을 예를 들면 위로 예쁘게 솟은 엉덩이는 나이에 관계없이 바른 방법으로 운동하고 좋은 단백질을 먹으면 만들 수 있다. 하지만 운동을 하지 않은 엉덩이는 나이 들수록 푹 꺼지고 처진다.

얼굴에는 생각보다 많은 근육이 분포되어 있다. 얼굴 역시 몸과 마찬가지로 근육을 어떻게 움직이는가에 따라 인상이 만들어진다. 그래서 얼굴 운동을 해주면 몸과 마찬가지로 나이가 들어도 어려보이는 얼굴을 만들 수 있는 것이다.

공복에 유산균

질병과 노화의 첫 번째 열쇠를 가지고 있는 우리 몸의 장기는 장이다. 장에서 사는 해로운 균이 내뿜는 독소에 의해서 우리 몸은 늙고 병이 든다. 장에는 좋은 균과 나쁜 균이 있는데, 매번 좋은 균이 나쁜 균과 싸워 이겨서 장내 세력을 장악하게 한다면 우리는 젊고 건강하게 살 수 있다. 즉 우리 몸은 세균전쟁에서 이겨야 한다.

거의 대부분의 장 속에 유산균이 있다. 하지만 하루에 1억 마리 정도가 변을 통해서 빠져나가니 매일매일 좋은 균을 보충하지 않으면 나쁜 균으로 인해 독소가 발생하게 되고 노화와 온갖 질병 그리고 발암물질의 원인이 만들어진다.

건강한 변은 장이 건강하다는 의미이며 이는 건강의 척도다. 유산균을 단지 변비에 좋다고만 생각할 것이 아니라 내 젊음과 건강을 위해서 꼭 먹어야 할 필수 요소라 생각하자.

나는 공복에 프로바이오틱스와 유산균의 먹이가 되는 프리바이오틱스를 꼭 챙겨먹으며 내가 직접 만든 요구르트에 각종 견과류와 베리류 과일 등을 넣어 아침식사 대용으로 먹는다.

비타민 C 꼭 챙겨 먹자

영양제하면 떠오르는 비타민 C. 젊고 건강하게 특히 미용에 관심이 많다면 반드시 먹어야 할 영양소라고 할 수 있다. 탄력 있는 몸매를 만들려면 단백질을 많이 먹어야 한다는 것쯤은 대부분 알고 있을 것이다. 하지만 단백질만 먹어서는 안 된다. 반드시 비타민 C를 함께 먹어야 한다.

비타민 C는 동안 얼굴, 동안 몸매에 필수적인 피부, 근육을 만드는 단백질을 만드는 데 사용되며, 연골, 뼈, 치아를 유지하고 고치는 데 사용되기 때문이다. 그래서 비타민 C를 꾸준히 먹으면 피부가 좋아지고 두꺼워진다. 푸석푸석한 머리카락이나 얇은 손톱도 좋아진다.

또 우리 몸이 음식물을 분해하거나 담배 연기, 방사선 등 유해물질에 노출될 때 생기는 노화의 원인인 활성산소를 없애는 아주 고마운 작용도 한다.

그래서 앞서 이야기한 것처럼 채소를 보이는 대로 먹고 냉장고에 채워 넣으며, 아침마다 채소 주스를 챙겨 먹는다. 또 비타민 제재를 꼭 챙겨 먹는다. 참고로 비타민 C 하루 권장량은 성인 여자의 경우 최소 75mg이다.

우리 몸은 비타민 C를 저장하지 못하고 배출하기 때문에 과다복용으로 발생하는 심각한 부작용은 드물지만, 2000mg 이상 섭취했을 경우 복통과 설사를 유발할 수가 있다고 한다. 나는 하루에 1000mg 정도 섭취하며, 좀 피곤하다 싶으면 1000mg 제재를 한 알씩 아침, 저녁으로 먹는다.

채소는 싫어하고 빵만 좋아하는데 꾸준히 젊고 아름답길 바라지 말자. 그건 자동차에 기름이 하나도 없는데 고속도로를 질주하길 바라는 마음과 하나도 다를 바가 없으니까!

골반은 절대로 굳으면 안 된다

골반은 소중한 생식기를 담고 있는 아주 중요한 기관이다. 나는 골반에 최적화된 펠트니스 여성 운동을 개발하여 직접 지도하며 유튜브로도 알리고 있다. 그러다 보니 평소에도 늘 골반 관리를 하고 있는 셈이다. 정말 감사한 일이다!

목 운동 수시로, 늙지 않는 목을 만들자

운동이 직업이긴 하지만, 컴퓨터 작업이나 책을 많이 읽다보니 목을 계속 숙여야 하는 시간이 많아졌다. 시간이 흐르면서 얼굴과 목의 피부가 계속 처졌다. 이를 방치하면 브이라인은 고사하고 이중 턱과 팔자 주름, 처지는 입꼬리는 무조건 발생하는 것이었다. 그래서 목 운동을 평소보다 더 자주 하다 보니 습관이 되었다.

추언니의
목주름이 싹
없어지는 운동

얼굴과 연결되어 있는 목 운동은 늙지 않는 얼굴엔 정말 필수다. 습관적으로 목 운동을 하다 보니 늘 따라다녔던 어깨통증에서도 완전히 해방되었다. 언제 어디서건 스트레스 받을 일이 생겼거나 목과 얼굴이 뻐근할 때는 목 운동을 한다.

2일 1팩

1일 1팩이 대세다. 나도 대세를 따라 1일 1팩을 했었다. 그런데 피부가 촉촉해진다는 느낌보다 칙칙해지고 무거운 느낌이 들어 팩 붙이는 일을 잠시 쉬다가 이틀에 한 번씩 팩을 꾸준히 했다. 나의 피부에는 2~3일에 한 번 팩을 붙이는 것이 훨씬 효과가 좋았다. 매일 붙이는 팩이 나에게는 오히려 부담이 되었으니 무엇이든 지나치면 좋지 않은 것 같다. 1일 1팩보다는 2일 1팩을 권한다. 하지만 바쁘다면 3일 1팩이라도 꾸준히 하는 것이 좋다.

바른 자세로
예쁜 몸매를 만들자

수십 년간 운동을 지도해오면서 수업 시간에 항상 강조하였던 부분 중 하나는 바른 자세로 운동하는 것이었다. 하지만 아무리 자세교정을 해도 막상 운동을 시작하면 이내 자세는 흐트러졌다. 머리로는 되지만 몸으로 안 된다는 소리가 거짓말이 아님을 느꼈다.

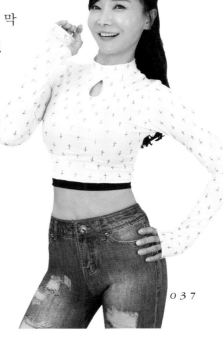

바른 자세로 운동을 하지 않으면 오히려 운동을 안 하는 편이 낫다고 할 수 있을 만큼 바른 자세를 갖추는 것은 정말 중요하다. 비뚤어진 자세와 잘못된 운

동법을 고수하다 부상을 입을 수도 있고, 원치 않는 몸매를 만들 수도 있기 때문이다.

　평소 잘못된 자세 습관에 익숙해져 있다면 일부러 시간을 내서 운동하는 것보다 평상시 일상생활의 자세 습관을 정비하는 것이 매우 중요하다. 거기에 좋은 식습관까지 유지하면 어느 정도는 자신이 원하는 몸매를 유지할 수 있다. 평소에 바른 자세 습관을 가지고 있으면 운동할 때도 바른 자세를 유지할 수 있다. 그러므로 평상시에 바른 자세를 갖도록 부단히 신경을 써야 할 것이다.

❶ 서있을 때 　　　　　❹ 계단을 오르거나 내려갈 때
❷ 앉아 있을 때 　　　　❺ 서서 무언가를 기다릴 때
❸ 물건을 주울 때

손도 늙는다

손의 나이는 거짓말을 못한다는 말이 있듯이 손은 특히 신경 써서 관리하지 않으면 쉽게 노화가 오는 부위다. 핸드크림을 수시로 바르고 앞서 얘기했듯이 선크림까지 발라 주어야 한다. 하지만 손과 손가락 운동을 하지 않으면 몸과 마찬가지로 손의 민첩성과 유연성이 서서히 떨어져 굳어 버린다. 손도 손가락도 몸이다. 그래서 시간 날 때마다 손목과 손가락 운동을 한다.

12살 어린 손을 만드는 손목, 손가락 운동법

손목 운동
❶ 손목을 아래로 90도 굽힌다.
❷ 손목을 위로 90도 굽히고 손가락을 위로 쭉 편다.

손가락 운동
❶ 양손을 쫙 편다.
❷ 새끼손가락부터 차례로 접었다 편다.

몸을 항상 따뜻하게 하자

우리 몸의 적정 체온은 36도에서 37.5도 라고 한다. 체온이 1도 올라가면 면역력이 30퍼센트나 증가한다고 하니 몸이 차가워지지 않는 생활 습관을 가져야 한다. 적정 체온이 유지될 때 면역체계와 혈액순환, 대사활동이 활발해진다. 체온이 떨어지면 면역력도 떨어지고, 암세포가 자라날 환경에 노출된다고 하니 평소에 체온이 떨어지지 않도록 관리가 필요하다. 족욕이나 반신욕이 체온을 올리는데 좋다고 한다. 또한 생강, 마늘, 부추 등이 몸을 따뜻하게 만드는 음식이니 자주 먹도록 노력한다.

❶ 차가운 물이나 차가운 음식 멀리하기
❷ 햇볕을 자주 쐬기
❸ 에어컨 바람 직접 쐬지 않기
❹ 차 안에 항상 긴 옷 비치하기

12년 어려지는 양치질

앞에서 인상에 관해 이야기하였는데 인상은 바꿀 수 있다. 나이를 먹어도 고집스럽지 않으며 맑고 밝은 얼굴은 동안 얼굴의 첫 번째 조건이자 아름다워 보이게 만든다.

아이 얼굴과 노인 얼굴의 차이점은 바로 주름이다. 눈으로도 쉽게 구분이 간다. 만화에서도 나이든 노인의 얼굴에는 반드시 팔자 주름을 그려넣는다. 그렇다면 나이 들어보이게 만드는 팔자 주름을 어떻게 예방하고 펼 수 있을까?

첫 번째 자세 습관이다. 우리 몸은 모두 연결되어 있기 때문에 굳어지고 짧아진 근육은 다른 근육을 당겨서 늘어지게 한다. 등이 굽어서 가슴 윗부분 근육이 짧아지면 얼굴을 아래로 잡아당기고 윗볼을 아래로 처지게 만들어 팔자 주름을 만든다.

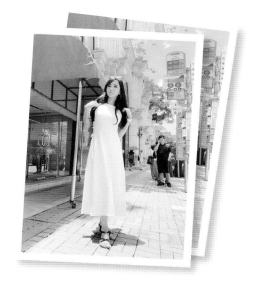

아이 얼굴은 윗볼 부분이 동그랗게

위로 올라가 있지만, 노인의 윗볼은 윗볼이라고 보이지 않을 뿐더러 아랫방향으로 처져서 팔자 주름을 깊게 만든다. 얼굴 근육을 움직여서 처진 근육을 업 시키고 팔자 주름을 펼 수 있는 운동을 평소에 해보자.

추언니의
10년 어려지는
1분 얼굴 운동

처음에는 생각처럼 쉽지 않을 것이다. 하지만 최대한 자신이 할 수 있을 만큼 얼굴 운동을 해보자. 윗니를 광대로 드는 연습은 아침에 얼굴이 굳은 상태에서 하면 좋다.

낮낮 밤밤의 원칙을 지키자

우리의 몸을 젊게 혹은 늙게 만드는 것은 하나하나의 사소한 습관이 쌓여져 만들어진 결과다. 그것은 호르몬의 작용 원칙만 똑똑하게 잘 이용하면 된다. 간단하게 설명하면 낮에는 세로토닌이 최대한 분비될 수 있도록 긍정적 생각으로 활발한 활동을 하고, 밤에는 멜라토닌 호르몬이 충분히 분비되도록 우리 몸을 도와주는 것이다.

낮에는 최대한 햇빛을 많이 보며 활동적으로 생활하고, 잠들기 두 시간 전부터는 숙면을 방해하는 핸드폰, 컴퓨터 등의 블루 라이트 빛을 피해야 한다. 젊음의 호르몬인 성장 호르몬이 나오는 시간인 11시 ~3시에는 깊은 수면 상태로 성장 호르몬이 충분히 분비되어 우리 몸을 젊게 만들도록 도와주어야 한다.

그래서 나는 10시 반에 침대에 눕는 데 두 시간 전부터는 조명을 은은하고 분위기 있는 상태로 켜둔다. 이상적인 수면 시간은 평균 7시간으로 11시부터 6시까지의 취침 시간이 가장 바람직하다. 개인적으로 특별한 상황이 아니면 취침 시간을 지키는 편이다. 나의 대표적인 습관 중 하나는 낮에는 절대 침대에 눕지 않는 것이며 혹시라도 전날 잠을 못 잤더라도 절대 피곤하다며 긴 낮잠은 자지 않는다.

안고 칭찬하고 웃자

낮에는 세로토닌이 충분히 분비될 수 있도록 감사한 일을 떠올리려 노력한다. 이 호르몬은 감사의 말을 하거나 서로 사랑하고 서로 아껴줄 때, 따뜻하게 안아주고 웃을 때 분비되는 사랑의 호르몬이다.

· 많이 웃자.　　· 감사한 마음을 갖자.　　· 칭찬의 말을 하자.

칭찬의 말을 할 때면 젊음의 호르몬인 세로토닌이 분비되고 험담을 할 때면 스트레스 호르몬인 코르티솔이 분비된다. 내가 만든 말인데, '칭찬하면 동안 되고 험담하면 노안 된다.' 칭찬도 결국 습관이다. 이왕이면 좋은 습관을 굳혀 보다 젊고 건강하게 살아가자.

또 하나는 반려동물과 함께 하는 것도 행복 호르몬을 나오게 한다. 얼마 전 귀여운 강아지 우리 '꼬미'를 입양하였는데, 하루에 100번은 더 많이 웃는 것 같다.

생각을 줄이자

쓸데없는 걱정을 하면 늙고 질병에 노출된다. 유명한 말이 있다. 실제로 걱정되는 일은 4퍼센트이며 나머지는 이미 지난 일 혹은 일어나지 않을 일, 사소한 걱정이나 어쩔 수 없는 사건이라는 것이다. 나는 걱정이 스멀스멀 움직일 때 심호흡을 크게 한 번 하고 기지개를 켠다.

그리고 무조건 몸을 움직이거나 운동을 한다. 쓸데없는 생각을 무의식중에 정말 많이 한다. 이는 뇌의 용적을 쓸데없이 차지하여 정작 필요한 일은 잊어버리거나 중요한 일에서는 착오를 일으킨다. 치매에도 영향을 준다. 그러니 제발 쓸데없는 생각을 줄이고 뇌의 용적을 늘이자.

새로운 것을 시도하자

우리의 뇌는 익숙한 것에는 반응하지 않는다. 운동으로 근육을 만든다는 것은 운동으로 생긴 근육의 미세한 상처가 회복되면서 근육이 커지는 것이다. 그래서 익숙한 운동으로는 근육을 더 키울 수 없어서 좀 더 강도가 센 새로운 운동을 해야 한다. 뇌도 젊고 건강하게 만들기 위해서는 새로운 시도를 자꾸 해야 한다.

익숙한 것에 안주하지 말고 자꾸 우리의 뇌를 새로운 환경에 접할 수 있는 기회에 노출시켜 보자. 새로운 취미를 만들고, 독서와 새로운 사람을 만나자. 여행을 떠나고 외국어 공부를 시작하자. 새로운 장르의 음악을 감상하고 영화를 관람하며 새로운 무언가를 해볼 수 있는 기회는 지금 우리의 환경 속에서 쉽게 찾을 수 있다.

나이가 들었다고 건망증을 당연한 것으로 대수롭지 않게 여기지 말자. 건망증 대마왕이었던 나는, 지금은 오히려 건망증이 거의 없어지고 단어를 말할 때도 '그 뭐였더라?'가 싹 사라져 거의 바로 생각나게 되었다.

　　요즘 들어 아들이 이런 말을 농담처럼 자주 한다.
　　'엄마! 갈수록 왜 똑똑해져? ㅎㅎ'

먹거리 관리

매끼 채소를 챙겨 먹자

매일 정성껏 신경 써서 채소를 챙겨 먹는다. 채소에는 대표적으로 섬유질, 비타민 항산화 물질이 들어 있어 몸을 젊고 건강하게 만들어준다. 이런 사실은 대부분 알고 있지만, 주변의 단당류 간식들의 유혹이 생각보다 참기 힘들다. 채소는 일부러 챙기지 않는 한 밖에서 쉽게 구해 간단히 먹기가 힘들다.

편의점에서 파는 채소는 가격이 비싸고 신선하지도 않아서 나는 채소를 먹기 좋게 잘라 가지고 다닌다. 자주 가지고 다니는 작은 캐리어 가방 속에는 채소 도시락과 건강 간식들로 가득하다. 색깔별로 있는 작은 내 캐리어 가방 속에는 없는 것이 없다. 나의 건강과 다이어트를 위해서 이런 수고 정도는 하자.

아침에는 먹기 쉽게 채소를 종류별로 갈아서 마시는 습관을 들이자. 작은 습관이 큰 변화를 만드는 법이다. 채소 주스를 마시면 피부도 몸도 젊어지고 날씬해진다. 재미도 있고 건강한 다이어트 효과까지 확실하다. 지금부터라도 나이 들게 만드는 귀차니즘 습관을 버리고 젊고 아름다워지는 습관으로 바꾸어보자.

탄수화물 : 단백질 : 지방 = 4:3:3

일단 살을 빼라고 하면 밥부터 안 먹는 사람들이 의외로 많다. 또 어떤 사람들은 나의 식사량을 보고 적지 않게 놀라기도 한다. 나의 숨은 노력을 살 안찌는 체질로 치부하며 부러워하기도 한다. 하지만 나만의 살 안찌는 비법을 소개하고자 한다. 나는 생각보다 대식가이고 음식의 종류도 가리지 않는다.

탄수화물의 대표적인 식품인 쌀은 알곡을 깎을 때 소화와 맛을 위해 영양 성분까지 많은 부분을 깎아내는데 바로 백미다. 이때 왕겨만 벗겨내고 백미보다 도정이 덜 된 상태의 현미는, 아직 씨의 형태이기 때문에 재배하면 싹이 나올 만큼 백미에 비해 많은 비타민과 식이섬유를 포함하며 소화시간이 길다. 그래서 건강한 다이어트의 상징적인 탄수화물이다. 대신 백미에 비해 거친 식감과 급하게 먹는 한국인들의 식습관 때문에 소화가 잘 안 되다보니 꺼려하는 경향이 있다.

탄수화물은 자동차로 말하자면 휘발유에 해당하는 에너지로, 우리가 기본적으로 생활하는 데 반드시 필요한 에너지기 때문에 다이어트 중이라도 반드시 섭취해야 한다.

탄수화물을 제한한 다이어트는 생활에 필요한 에너지를 근육에서 끌어다 써서 결국 근육 없이 볼품없는 몸으로 만들 뿐만 아니라 요요 현상까지 일으켜 결국 몸을 망가지게 한다. 현미, 귀리, 콩, 통곡물, 오트밀 등 우리 몸에서 서서히 흡수되어 건강한 에너지원으로 쓰이는 다당류 탄수화물을 반드시 섭취해야 한다. 입은 즐겁지만 우리 몸에 들어와서 즉각 흡수되어 지방으로 쌓이는 단당류 탄수화물의 대표인 밀가루는 건강을 위해서 멀리 하자.

그래서 탄수화물:단백질:지방의 섭취량을 4:3:3의 비율로 구성하고자 한다. 탄수화물뿐만 아니라 기름기 없는 육류, 달걀, 콩, 두부 등의 단백질은 동안 몸매를 위해 필수로 식단에서 빠지지 않고 끼니마다 섭취할 수 있도록 한다. 우리 몸의 구조적인 기능과 대사 작용에 관여하며 에너지 밀도가 높아 에너지 저장의 가장 효율적인 상태인 지방도 절대 빠져서는 안 된다.

지방은 좋은 지방과 나쁜 지방으로 나뉜다. 손상된 세포를 재생시키며 여성 호르몬에도 관여하는 지방은 반드시 먹어야 할 필수 영양소다. 그런데 다이어트를 위해 무조건 안 먹으면 피부 노화나 탈모를 일으키며, 아름다움을 위해 시작한 다이어트가 오히려 안하느니만 못한 결과를 초래하기도 한다.

지방은 실온에서 고체 형태로 우리 몸에 들어와 각종 성인병과 비만의 원인이 되는 포화 지방대신 실온에서 액체 상태로 존재하는 불포화 지방을 섭취해야 한다. 불포화 지방은 혈액 속의 나쁜 콜레스테롤과 중성 지방을 줄여주고 심장 질환을 감소시키며 아름답고 건강한 다이어트를 위해 반드시 필요하다. 올리브유, 아마씨, 들깨, 참깨, 견과류, 등푸른 생선, 우유 등에 포함되어 있다.

세월이 흘러도 늙지 않고 건강하며 아름다운 삶을 살기 위해서는 착한 탄수화물, 단백질, 지방의 4:3:3의 비율을 지키며 건강한 다이어트를 하자.

젓가락 식사법

점심에 주로 한식 위주의 일반식을 먹는다. 가끔 돈가스도 먹고 떡볶이도 먹고 국수도 먹는다. 그날그날 먹고 싶은 대로 먹는다. 이때는 양을 조절해서 먹는다. 특히 탄수화물의 양을 조절해서 먹는다. 간식은 피하고 거의 안 먹는 음식 기피 목록의 80%를 지키면 건강하고 날씬한 몸을 스트레스 없이 유지할 수 있다.

단, 국물은 거의 먹지 않는다. 국물 속 다량의 나트륨은 피부를 푸석푸석한 상태로 늙게 만든다. 아무리 운동을 열심히 해도 국물을 먹으면 내가 좋아하는 세로 복근은 절대 나오지 않는다.

만약 짬뽕을 정말 먹고 싶을 때는 예전에 〈비타민〉이라는 TV프로그램에 출연해서 알려준 젓가락으로만 식사를 하고 면은 반을 남긴다. 젓가락으로 먹으면 짬뽕 맛도 느낄 수 있고 다이어트에도 크게 방해되지 않기 때문이다. 국물을 좋아하는 습관은 건강과 다이어트를 위해서 꼭 버려야 하는 습관 중 하나다.

모든 습관은 처음에 들이기가 힘들지만 그 고비만 넘기면 정말 수월하게 건강 다이어트의 원칙을 지킬 수 있으며 나중에는 입맛도 바뀌어서 좋아하던 것을 오히려 싫어지게 만들 것이라 장담한다. 그러니 나중을 위해 참아보자.

물을 많이 마시자

일어나자마자 체온과 비슷한 물을 한 잔 마시면 밤새 쌓인 위액을 씻어내고 몸을 순환시키도록 도와준다. 나는 채소를 많이 먹기 때문에 유독 신경 써서 물을 챙겨 마신다. 섬유질을 많이 먹고 물을 잘 먹지 않으면 심각한 변비가 온다.

가뭄이 와서 시냇물이 마르면 물이 탁하고, 비가 많이 오면 물이 맑아지듯이 우리 몸도 물을 많이 마셔야 순환이 잘 되고 노폐물이 잘 배출된다. 자신이 먹는 물의 양이 충분한지는 소변 색을 보면 알 수 있다. 확실히 물을 많이 마시면 소변색은 물색에 가깝고 마시지 않으면 짙다.

참고로 커피, 차, 음료수 등은 물이 아니다 오히려 탈수 증상으로 우리 몸의 수분을 빼앗아 간다. 예를 들어 커피 한 잔을 마셨다면 같은 양의 생수 한 잔을, 차를 한 잔 마셨다면 같은 양의 생수를 두 잔 마셔야 우리 몸속의 수분이 보존된다. 간식이 먹고 싶을 때도 물을 마시자.

하루 2리터 정도의 물은 꼭 마셔주자. 참고로 찬물이 아닌 미지근한 물을 많이 마시는 습관을 들이자. 피부에 좋은 것은 두말할 것도 없다.

절대 먹지 않는 음식

가끔 먹고 싶은 것은 다이어트에 방해가 된다고 해도 먹는다. 하지만 아무리 먹고 싶어도 먹지 않는 음식들이 있다. 예전에는 좋아했지만 건강과 다이어트를 위한 금기 음식 1순위라 정말 먹고 싶어도 참았던 음식들이 있다.

지금은 담백한 음식에 익숙해져서 조금만 먹어도 불편하게 만들고 기분도 안 좋아지게 만든다. 이제는 일절 먹고 싶지 않게 된 악명 높은 음식은 탄산음료, 라면, 과자, 튀김, 장아찌, 설탕에 절인 음식들이다. 먹을 때는 맛있게 먹지만 먹고 나면 나의 위장이 요동을 친다. 다이어트는 물론이고 건강에 그만큼 좋지 않다는

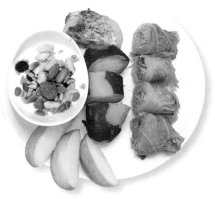

증거라고 생각된다.

건강과 다이어트에는 좋지 않지만 입에만 즐거울 뿐 각종 인공 첨가료, 설탕, 나트륨, 향신료, 단당류, 포화 지방에 뒤범벅된 식품들은 몸을 늙고 병들고 살찌게 만드는 주범으로 생각하고 지금부터 딱 끊자.

하루 세끼는 꼭 먹자

장기적으로 볼 때 성공하는 다이어트는 하루 세끼를 반드시 먹는 것이다. 다이어트의 첫 번째는 우리 몸을 규칙적인 패턴에 익숙해지도록 만드는 것이다. 비교적 정확한 시간에 일정한 양으로 들어오는 음식에 우리 몸의 대사는 더욱 활발하게 이루어진다.

살을 빼려면 아침, 점심에 탄수화물, 단백질, 지방을 4:3:3의 비율로 정해진 시간에 규칙적으로 먹고, 저녁은 아예 굶는 것이 아니라 바나나 한 개만 먹거나 마음껏 채소를 먹자.

다이어트를 하기 전에 반드시 생각해야 할 것이 있다. 이 다이어트를 평생 할 수 있을까를 고민해야 한다. 오로지 살을 빼기 위해서 건강과 아름다움은 포기하고 평생 닭가슴살, 채소, 고구마만 먹고 살 자신이 있는지를 스스로에게 물어보자.

색깔별로 먹자

요즘 방송을 보면 이름도 생소한데 몸에 좋다는 음식들이 정말 많다. 나는 대부분의 사람들이 아는 영양제, 예를 들면 비타민, 유산균과 같은 영양소와 과일, 채소, 단백질, 불포화 지방산 등은 섭취하려고 노력하지만 이것저것 몸에 좋다는 것을 따로 챙겨먹지는 않는다.

요즘은 오히려 많이 먹어서 문제다. 채소나 물은 많이 먹지 않고 몸에 좋다는 비싼 약재나 건강식품만 챙겨먹으면 오히려 간에 부담을 주고 몸의 원활한 순환을 방해한다. 그래서 나는 몸에 좋다는 것은 따로 먹지 않는다.

앞서 언급한 대로 하루에 물 2리터 이상, 제철 과일, 색깔별로 채소를 챙겨 먹는 것을 기본으로, 잡곡밥, 좋은 단백질, 지방, 담백하고 다양한 음식을 골고루 먹자.

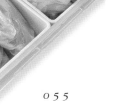

간단한 다이어트 수칙

복잡한 식단은 다이어트 실패의 지름길이다. 이것만 지키면 빠진다.

❶ 탄수화물은 무조건 반으로 줄인다.

❷ 단 음식은 무조건 끊는다. 설탕은 다이어트뿐만 아니라 암이나 기타 질병의 원인이다. 단 음식을 좋아하는 습관은 무조건 버리자.

❸ 간식을 끊자. 사과 한 개, 견과류 한 줌 이상의 간식은 끊자.

❹ 야식을 끊자. 살찌고 늙기 싫다면 최대 8시 이후로는 물 말고는 먹지 말자.

❺ 먹어야 할 것보다 안 먹어야 할 것을 기억하자.

❻ 한 달에 두 번만 치팅데이를 가지자. 건강하고 날씬한 몸매와 탄력 있는 피부를 위해 먹지 말아야 할 음식들이 있다. 하지만 정말 먹고 싶은데 안 먹으면 병이 생길지도 모른다. 2주일에 한 번, 한 달에 두 번만 열심히 한 자신에게 힐링 타임을 선사하자.

딱 세 달만 고생하자

다이어트를 할 때는 별의별 생각이 다 든다. 무슨 영광을 보려고 이 고생을 할까? 세상에는 이렇게 맛있는 음식이 많은데 지금 뭐하고 있는가? 왜 내 머릿속엔 음식 생각뿐일까? 연예인 할 것도 아닌데? 이런 생각이 자주 든다면 다이어트는 거의 실패할 확률이 높다.

이때 생각하자. 딱 세 달만 고생하자고 말이다. 다이어트를 세 달 동안 꾸준히 이어간다면 몸의 변화는 이미 느껴질 만큼 많을 것이다. 자신도 모르는 사이에 입맛도 많이 변해있을 것이다. 다이어트 음식만 평생 먹고 사는 사람은 거의 없다. 나도 대회를 준비할 때는 철저하게 하지만 지금은 피자도 먹고 떡볶이도 먹는다.

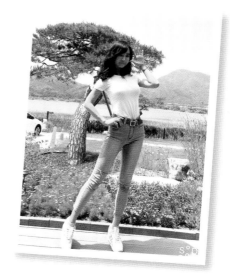

몸을 만드는 시기에는 결심이 흔들리지 않게, 철저하게 한다는 생각으로 열심히 하자. 처음 세 달이 힘들다. 그 후 꾸준히 신경 쓰며 식단관리를 한다는 전제하에 가끔은 식단 조절에 실패할 때도 있지만, 몸은 날씬한 몸을 기억하

게 된다. 시간이 흐를수록 나의 몸은 다이어트 하기에 쉬운 몸이 된다. 일단 세 달만 확실하게 다이어트 한다는 생각으로 시작하자. 날씬했던 시절의 기억을 더듬어 보자.

많이 먹어서 포기?

다이어트 중인데 음식의 유혹에 넘어가 망쳐버리는 날이 꼭 있다. 안타깝게도 많은 사람들이 이것을 계기로 다이어트를 포기한다. 음식의 유혹에 넘어가 많이 먹어버렸다면 어떻게 할까?

그 순간부터 16시간 동안 물 이외엔 아무것도 먹지 말자. 이전에 먹은 음식들이 에너지로 소비되도록 배고픔을 즐기며 기다리자. 그후에 다시 기존처럼 다이어트를 이어 가자. 아무 문제없다. 대신 상습적(?)으로 이런 일이 일어난다면 다이어트에 성공할 수 있는 확률은 거의 없다. 요요만 일어나지 않기를... 바랄 뿐이다.

냉장고에 항상 샐러드 박스,
박스 안에는 채소 스틱

다이어트는 습관을 만드는 것인 만큼 새로운 시도가 습관이 되도록 꾸준히 노력하는 일이 정말 중요하다. 다이어트에 채소는 자동차의 연료만큼이나 없어서는 안 된다. 이제부터 나는 다이어터라는 의식을 가지고 항상 채소라는 연료를 냉장고에 채워 넣자. 끼니 때마다, 바쁠 때마다, 외출을 할 때마다 채소를 챙겨 나가기가 한결 수월해진다.

나는 하루에 한 번 시간을 내서 채소를 깨끗이 씻어 마련해둔 샐러드 박스에 채소 스틱 형태로 잘라 만들어 놓는다. 필요할 때마다 덜어먹을 수 있어 아주 좋다. 채소 한 접시는 끼니때마다 반드시 먹도록 노력하자.

채소-비 채소-밥, 거꾸로 먹자

노화와 비만에 있어서 제일 조심해야 할 성분이 무엇인지 생각해 본 적이 있는가? 탄수화물, 지방, 단백질 중 노화와 비만에 가장 악영향을 미치는 성분에 대해 알아두면 다이어트에 도움이 된다. 나이가 들면 유독 뱃살 때문에 고민이다. 이러한 뱃살의 주된 원인을 지방이라고 생각하겠지만, 뱃살의 범인은 탄수화물이다. 특히 결합 조직이 단순한 단당류는 섭취되는 순간 우리 몸에 즉각 흡수되어 지방으로 저장된다.

탄수화물이 분해되면 포도당의 형태로 분해가 되어 뇌, 근육, 지방 등 여러 조직의 에너지원으로 사용된다. 인슐린은 혈액 속의 당 수치를 적절히 조절하는 일을 하는데 만약 단당류 같은 탄수화물이 과다하게 섭취되면 췌장은 인슐린을 많이 분비해 혈당 내리는 일을 한다.

기계도 많이 사용하면 망가지듯이 당류의 섭취가 많아져 인슐린이 일을 과다하게 하면 결국 인슐린에 문제가 생겨 당뇨병과 같은 질병이 발생하여 신체의 각 기관을 손상시키고 기능을 떨어뜨리게 한다. 즉 단당류 같은 탄수화물은 우리 몸을 늙고 병들게 만드는 것이다. 탄수화물은 우리 몸의 에너지원으로 쓰이는 중요한 영양소지만 종류와 양을 신경 써서 섭취해야 한다.

　나이가 들수록 탄수화물을 줄이자. 그러기 위해서는 식사 시간에 젓가락이 가는 순서부터 바꾸는 습관을 들여야 한다. 아무리 배고프더라도 밥 먼저 한술 뜨지 말고 채소를 먼저 먹은 다음 단백질이나 지방, 무기질 등의 영양소를 함유한 비 채소를 섭취하고 나서 밥을 먹자.

　채소:비 채소:밥의 비율을 2:2:1로 조절하며 먹자. 건강하고 아름답게 장수하는 일은 탄수화물을 줄이는 것이다. 그리고 단당류 대신 다당류 탄수화물로 바꾸는 것이다.

씹는 만큼 날씬해진다

'나이만큼 씹어 먹으라.'는 말이 있다 아무리 몸에 좋다는 음식을 먹어도 소화가 안 되면 독이 된다. 다이어트에 좋은 담백한 음식, 섬유질이 많은 음식들은 대부분 많이 씹어야 한다. 흰밥보다는 잡곡밥이 그렇고, 섬유질이 많은 채소도 많이 씹어야 한다.

오래오래 씹어 먹으면 포만감을 주어서 조금만 먹어도 배가 부르니 몸이 날씬해진다. 씹는 활동은 뇌에도 자극을 주어서 뇌의 기능도 활발하게 만들고 치매도 예방한다. 그러니 몸에 좋은 다이어트 음식을 30번 이상 씹어 우리 몸의 최고급 연료로 만들자.

좋은 건 더욱 높게, 나쁜 건 더욱 낮게
껍질채 먹자

예전에는 과일을 먹을 때 농약 때문에 껍질을 두껍게 깎아야 한다고 해서 과도로 두껍게 껍질을 까서 좋은 성분을 모조리 제거하고 먹을 때가 있었다. 하지만 껍질에는 자기를 스스로 지키려는 파이토케미컬이 많이 함유되어 있다.

요즘 들어 파이토케미컬이라는 식물의 껍질에 들어 있는 성분에 대한 연구가 활발히 이루어지면서 젊음과 건강 유지에 필요한 성분으로 주목받고 있다.

파이토케미컬은 항산화 작용으로 우리 몸을 젊게 만들고 면역 기능과 해독 기능, 호르몬 조절에 도움을 주며 암과 고혈압, 골다공증의 예방에 매우 좋다. 요즘엔 우수한 세척제와 비싸지 않은 채소 세척기도 시중에 많이 판매되고 있으니 이제부터라도 과일과 채소를 깨끗이 씻어 껍질째 먹자.

채소와 함께 고기를 먹자

육류는 무조건 건강에 안 좋다고 멀리 하는 사람들이 있다. 하지만 육류는 특히 여성의 건강과 탄력 있는 몸매와 피부를 위해, 나이 들수록 신경 써서 챙겨 먹어야 할 식품이다.

나이 들수록 뼈는 약해지고 근육은 빠진다. 그렇기에 질 좋은 지방과 단백질 섭취는 필수다. 일주일에 두 번은 챙겨 먹어야 한다. 대신 고기를 먹을 때는 기름기 없는 부위를 선택해서 먹어라. 삼겹살을 먹을 때는 기름이 있는 층은 제거하고 먹자.

나는 다이어트 기간에도 고기를 먹는데, 이때 채소가 무한 리필되는 쌈밥집이 필수코스 중 한 곳이다. 종류별 채소를 6~7장 켜켜이 쌓아 기름기 없는 고기 부위만 작게 잘라 양념장 없이 싸서 먹으면 다이어트 스트레스를 싹 날려버릴 수 있다.

정작 고기는 몇 점 안 먹어도 고기 굽는 냄새에 취하며 열심히 채소 쌈을 먹다보면 정말 많은 고기를 먹은 것 같은 포만감도 든다. 채소 또한 많이 먹게 되니 몸은 가볍고 힘이 난다. 채소 쌈밥집을 일주일에 두 번은 방문해서 채소를 실컷 즐기며 애교 수준의 고기를 곁들여 먹으면 건강하고 훌륭한 다이어트가 된다.

아침에는 무조건 주스

나의 아침은 미지근한 물 한 컵을 마시는 것으로 시작해서 주스를 만들어서 마신다. 우리 집 냉장고에는 없는 것이 있는데, 바로 짭짤한 밑반찬이다. 반찬은 거의 그때그때 해 먹는다. 밥을 먹기 위한 수단으로 반찬을 먹지 않기 때문이다. 그리고 싱싱한 채소도 계속해서 제공한다. 마트에서 카트 위에 가득 담은 채소를 샐러드 박스에 담고 그 샐러드 박스의 채소가 사라져 다시 마트에 갈 때면 그 많은 채소가 가족의 뱃속으로 들어갔다는 사실에 뿌듯해지기도 한다.

과일, 채소를 섞은 주스의 메뉴는 일주일에 한 번씩 바뀐다.

❶ 위에 좋은 **양배추+사과주스**
❷ 젊고 아름답게! 항산화를 위한 **삶은 토마토주스**
❸ 변비, 독소 제거, 항암 효과에 좋은 **사과+당근주스**
❹ 지치고 힘들 때는 **시금치+오렌지 미네랄주스**
❺ 신장과 오장의 기운이 쑥쑥 오르고, 위에 좋으며 콜레스테롤 수치도 낮추는 **저지방 우유+마주스**(몸매를 만들 때는 단백질 파우더도 함께 넣고 만든다.)

> ❻ 피를 맑게 만들고 해독 작용, 중금속 배출, 간에 좋은 **미나리+사과주스**
> ❼ 항산화 작용, 항암 효과, 빈혈, 갱년기 여성에게 특히 좋은 **비트+당근주스**
> ❽ 피부미용, 식이섬유, 나트륨 배출에 좋은 **키위+바나나주스**

모든 주스에는 꿀을 넣어 맛을 더하면 맛있게 마실 수 있다. 아침 주스로 하루의 원기를 돋워 주자.

120살 시대라고 한다. 아침에 무엇을 먹느냐, 어떤 생각을 하느냐가 하루의 에너지를 결정한다. 좋은 음식을 먹으면 확실히 몸도 기분도 가벼워진다. 12살 어려지고 아름다워지기 위해서 조금만 더 부지런해지면 1년 후, 5년 후, 10년 후가 달라진다.

1일 1식 다이어트 괜찮나요

살을 빼려고 마음먹은 순간, 마음이 급해집니다. 그동안은 어떻게 살아 온 걸까 생각이 들 만큼 말이죠. 흔히들 굶어서 빼면 '요요 온다.', '얼굴이 늙는다.'라고 하지만 왠지 난 안 그럴 것 같죠. 하지만 예외란 없습니다. 굶으면 당연히 살은 빠집니다. 하지만 단식에서 일반식으로 돌아온 순간, 피자 한 쪽 집어 먹은 순간, 살은 두 배로 찝니다. 우리 몸은 그렇게 만들어졌습니다. 잘 들어오던 음식들이 들어오지 않으니 몸은 비상사태를 선포하죠. 다이어트에 지쳐 음식을 조금이라도 먹으면 우리 몸은 생존을 위해 그 조금의 음식을 지방으로 저장해버리거든요. 결국 조금만 먹어도 살이 더 쩌버리는 '요요'라는 불청객이 찾아옵니다. 제발 세끼를 착하고 담백한 음식을 먹으면서 건강하게 뺍시다.

다이어트를 할 때 기름진 음식은 절대 먹지 말아야 하나요

지방은 여성을 매력적으로 보이게 하고 피부, 모발을 윤택하게 만들며 여성 호르몬의 균형을 맞추어 줍니다. 건강과 아름다움을 위해 반드시 지방을 먹어야 합니다. 견과류, 생선 등의 불포화 지방산뿐만 아니라 일주일에 최소 1회는 육류도 섭취해야 합니다. 올리브유, 들기름, 참기름 등의 식물성 지방도 반드시 섭취해야 합니다. 단, 트랜스지방, 튀긴 음식 등은 세 번 참고 진짜 먹고 싶어 참을 수 없을 때 드세요.

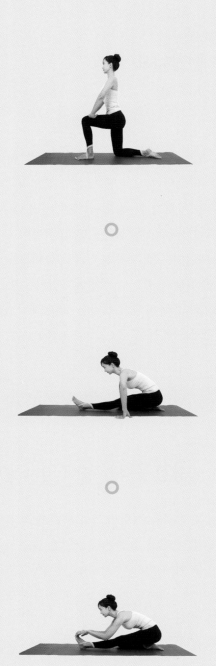

일주일이면
무조건 쫙 빠진다
부위별 운동

★ ★ ★

어깨

어깨가 굳으면 앞으로 말린 라운드 숄더가 되며 어깨 통증과 두통에 시달릴 수 있다. 또한 가슴이 처지고 승모근이 올라와 목이 짧아지고 두꺼워지며 얼굴 라인까지 뭉툭하게 만든다. 어깨 운동으로 굳은 어깨를 풀고 통증을 완화하며 아름다운 어깨 라인을 만들 수 있다.

여신 어깨를 만드는 잠자리 스트레칭

굳은 어깨로 만성적인 통증에 시달리고 있다면 아침, 저녁으로 잠자리에서 꼭 하자. 이 스트레칭은 얼굴 리프팅에도 효과가 있다.

운동횟수
15~20초씩
3세트
중간 휴식
30초

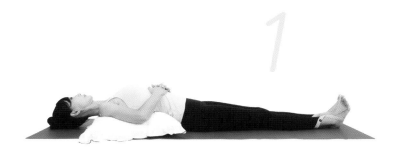

베개를 등에 대고 눕는다.

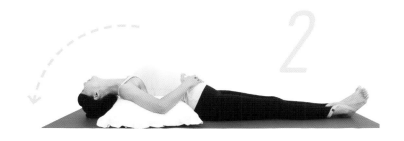

깊게 호흡을 들이마시며 가슴을 들어 배게 너머로 머리를 넘긴다. 호흡을 편하게 하며 목을 길게 늘인다.

★ ★ ★

펠트니스 바른 자세

◇◇

아무리 효과 좋은 운동이라도 바른 자세를 바르게 취한 후 운동을 해야 좋은 효과를 볼 수 있다. 이왕 하는 운동이니 좋은 효과를 볼 수 있도록 모든 운동을 하기 전에 바른 자세로 자신의 몸을 정렬하고 시작하자.

운동횟수
틈틈이

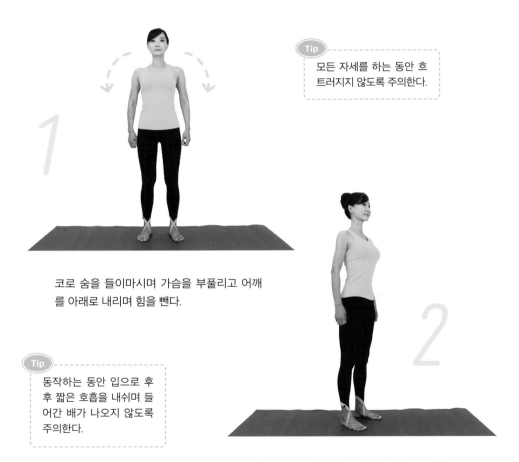

Tip
모든 자세를 하는 동안 흐트러지지 않도록 주의한다.

코로 숨을 들이마시며 가슴을 부풀리고 어깨를 아래로 내리며 힘을 뺀다.

Tip
동작하는 동안 입으로 후 후 짧은 호흡을 내쉬며 들어간 배가 나오지 않도록 주의한다.

입으로 후~ 내쉬며 코르셋을 입은 듯 배꼽 주변과 옆구리를 조이고 괄약근을 위로 끌어올리듯 수축한다.

★ ★ ★

SD12

어깨를 날씬하게 만들며, 무겁고 지친 어깨를 풀어주는 운동이다. 이 운동은 앉아서 혹은 서서, 언제 어디서든 수시로 해 주면 좋다.

운동횟수
좌우 15~20회
씩
3세트

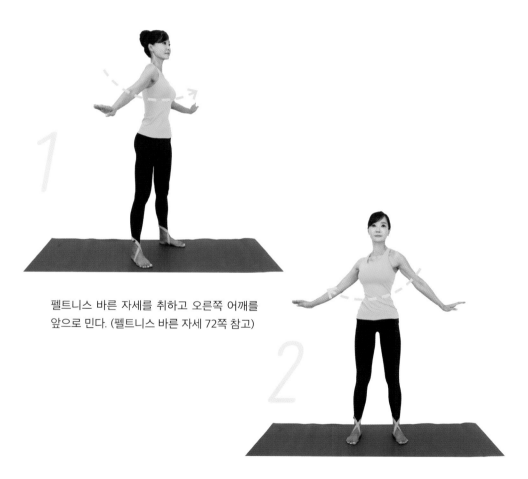

펠트니스 바른 자세를 취하고 오른쪽 어깨를 앞으로 민다. (펠트니스 바른 자세 72쪽 참고)

왼쪽 어깨를 앞으로 민다. 교대로 빠르게 실시한다.

★ ★ ★

어깨 웨이브 운동

운동횟수
15~20회씩
3세트

요즘은 적당한 근육의 탄력 있는 몸매를 선호하지만 어깨 라인은 승모근이 솟지 않고 부드러운 라인이기를 원한다. 사람들은 의외로 어깨 운동을 잘 모른다. 이 운동은 아름다운 어깨 라인을 만든다.

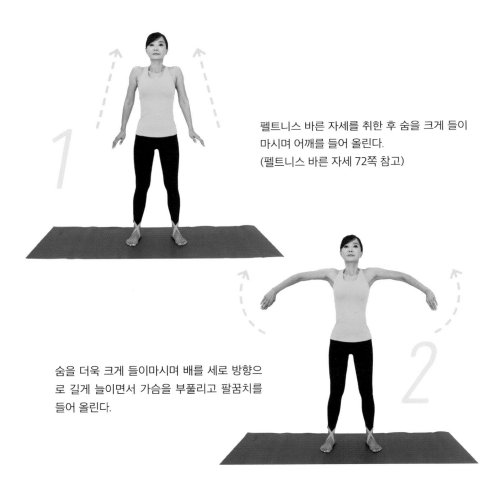

펠트니스 바른 자세를 취한 후 숨을 크게 들이마시며 어깨를 들어 올린다.
(펠트니스 바른 자세 72쪽 참고)

숨을 더욱 크게 들이마시며 배를 세로 방향으로 길게 늘이면서 가슴을 부풀리고 팔꿈치를 들어 올린다.

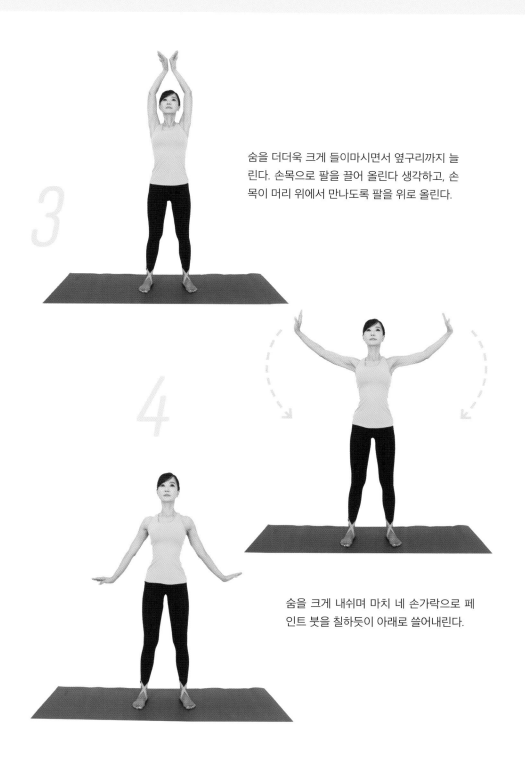

숨을 더더욱 크게 들이마시면서 옆구리까지 늘린다. 손목으로 팔을 끌어 올린다 생각하고, 손목이 머리 위에서 만나도록 팔을 위로 올린다.

숨을 크게 내쉬며 마치 네 손가락으로 페인트 붓을 칠하듯이 아래로 쓸어내린다.

★ ★ ★

페트병으로 동그란 어깨 만드는 운동

아름다운 어깨 라인을 만들기 위해서 페트병을 이용한 운동을 해보자. 이때 반드시 바른 자세로 실시하며 어깨의 운동자극을 느끼는 일에 최선을 다할수록 운동 효과가 좋다.

운동횟수
15~20회씩
3세트

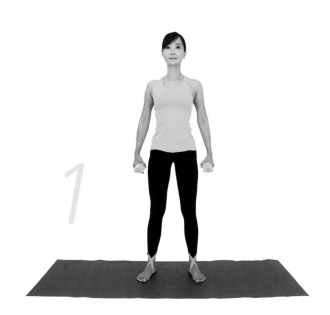

펠트니스 바른 자세를 취한 후 양손에 페트병을 쥔다.(펠트니스 바른 자세 72쪽 참고)

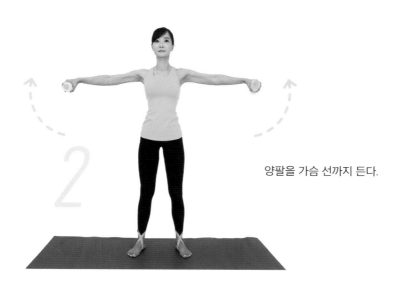

양팔을 가슴 선까지 든다.

어깨의 느낌에 집중하며 위에서 누르는 힘에 저항하듯 최대한 팔을 아래로 내리지 않겠다는 생각을 하며 천천히 45도로 내린다.

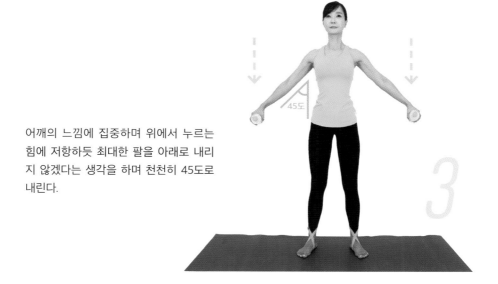

늘어진 팔뚝살 안녕 운동

팔뚝 밑의 소위 '안녕살'들은 관리를 안 하면 처지기 쉬운 부위다. 큰맘 먹고 시간을 내서 운동하기 힘들다면 페트병을 볼 때마다 수시로 운동을 해주자.

운동횟수
15~20회씩
3세트

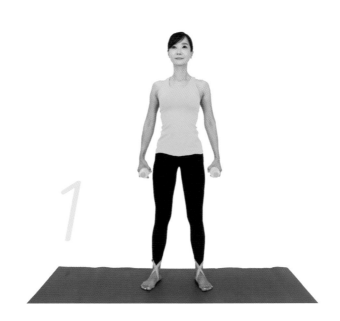

펠트니스 바른 자세를 취한 후 양손에 페트병을 쥔다. (펠트니스 바른 자세 72쪽 참고)

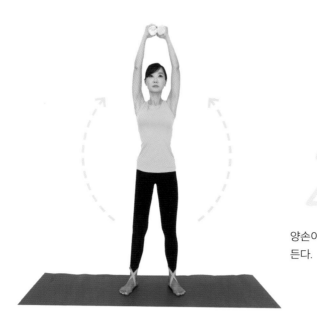

2

양손이 머리 위에서 만나도록 양팔을
든다.

팔뚝 밑살의 자극에
집중한다.

양팔을 90도로 굽히며 팔 아래쪽(삼
두)과 어깨가 일직선이 되도록 굽힌다.

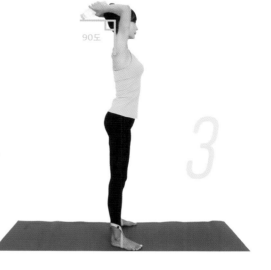

90도

3

뭉친 어깨를 시원하게 만드는 운동

긴장하면 어깨 근육이 뭉쳐 어깨 라인이 둔해지고 만성 어깨 통증을 유발할 수 있다. 근육이 굳어진다는 것은 그 부위의 혈액 순환이 안 된다는 것을 의미한다. 수시로 굳은 근육을 풀어주자.

운동횟수
15~20회씩
3세트

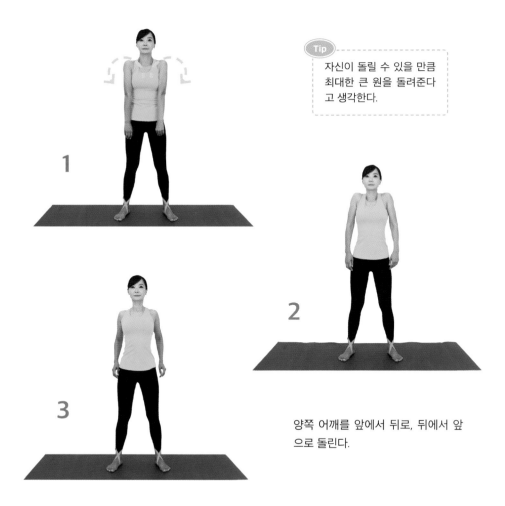

Tip
자신이 돌릴 수 있을 만큼 최대한 큰 원을 돌려준다고 생각한다.

양쪽 어깨를 앞에서 뒤로, 뒤에서 앞으로 돌린다.

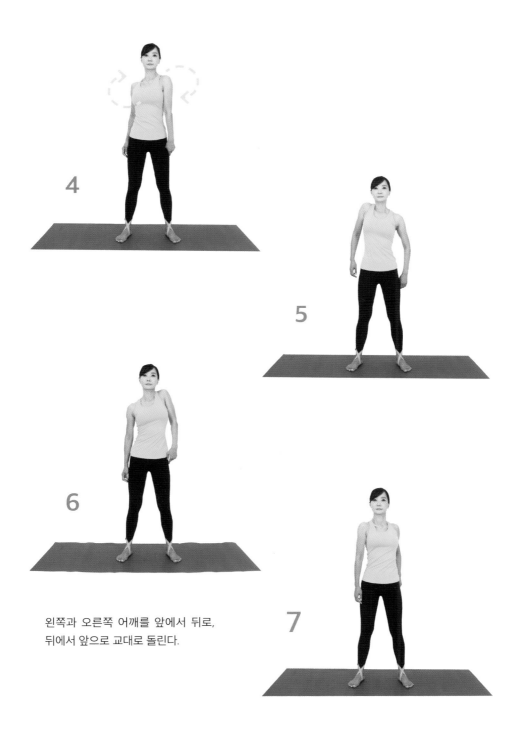

4

5

6

왼쪽과 오른쪽 어깨를 앞에서 뒤로,
뒤에서 앞으로 교대로 돌린다.

7

★ ★ ★

어깨살이 빠지고 목이 길어지는 으쓱으쓱 운동

승모근이 굳어서 목이 짧아져 있거나 운동을 할 때 나도 모르게 자꾸 힘이 들어갈 때가 있다. 꾸준히 해주면 승모 근이 줄어들면서 어깨살이 빠지고 목이 길어지는 효과를 볼 수 있다. 또 어깨가 뻐근하고 아플 때 통증을 완화할 수 있다.

운동횟수
15~20회씩
3세트

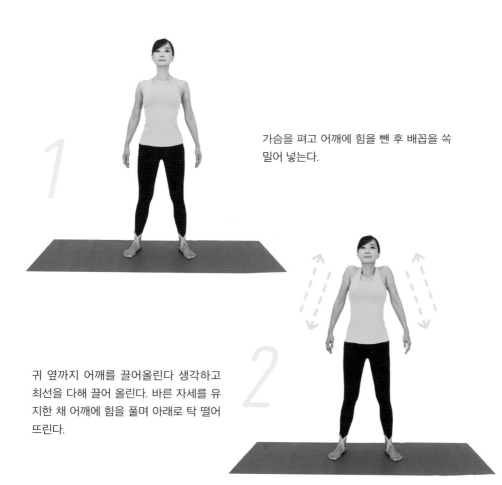

가슴을 펴고 어깨에 힘을 뺀 후 배꼽을 쏙 밀어 넣는다.

귀 옆까지 어깨를 끌어올린다 생각하고 최선을 다해 끌어 올린다. 바른 자세를 유 지한 채 어깨에 힘을 풀며 아래로 탁 떨어 뜨린다.

추언니에게 물어보세요 ③

등살을 빼려고 운동을 하는데 어깨가 올라와요

근육이 발달한다는 것은 해당 근육을 자주 사용한다는 이야기입니다. 자주 쓰면 쓰는 만큼 더욱 발달하죠. 많은 사람이 등살을 빼고 싶어 운동을 하는데 운동을 하면 할수록 어깨, 정확히 말하자면 승모근이 올라온다는 하소연을 합니다. 등 근육은 평소에 잘 사용하지 않는 근육으로 의식적으로 움직여야 하는 근육입니다. 반면 승모근은 잘못된 자세로 등이 굽거나 나도 모르게 긴장을 하면 발달하는 근육으로, 과도한 승모근의 발달은 여성적인 미를 해치는 근육 중 하나입니다. 효과적인 등 운동을 하려면 평소에 바른 자세로 승모근과 어깨에 힘을 빼는 연습을 꾸준히 해서 자연스럽게 습관으로 만들면 좋습니다.

추언니에게 물어보세요 ④

중년 여성이 꼭 해야 할 운동이 있나요

단연 스쿼트예요. 바른 자세로 스쿼트를 꾸준히 해서 엉덩이 근육, 허벅지 근육을 키워야 합니다. 허벅지와 엉덩이 근육은 여성성에 관련된 중요한 근육으로 대사량 증진에도 도움을 줍니다. 무슨 일이 있어도 스쿼트는 꼭 해주세요.

★ ★ ★

팔

팔은 스트레칭을 해주지 않으면 혈액이 정체되어 노폐물
이 쌓이고 군살이 잘 붙는 부위다. 그래서 조금만 신경을
쓰며 스트레칭과 운동을 병행하면 군살 없는 매끈한 팔
라인을 가질 수 있다.

등과 팔을 한 번에 시원하게 풀어주는 스트레칭

평소 구부러진 등을 펴고 배꼽을 쏙 넣어 귀의 연장선 밑에 어깨를 맞추며 어깨의 힘을 빼는 습관을 들이자. 자세가 교정되어 2센티 이상 키가 커 보이는 효과를 얻을 수 있다.

운동횟수
틈틈이

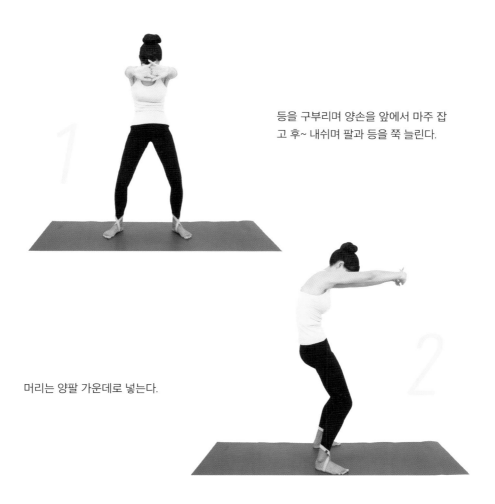

등을 구부리며 양손을 앞에서 마주 잡고 후~ 내쉬며 팔과 등을 쭉 늘린다.

머리는 양팔 가운데로 넣는다.

★ ★ ★

플렉스 상하 운동

팔은 조금만 방심해도 금방 살이 붙고 탄력 없이 처지는
부위다. 팔 전체의 속근육을 꽉 잡고 바른 자세로 수시로
운동을 하면 탄력 있고 날씬한 팔을 가질 수 있다.

운동횟수
15~20회씩
3세트

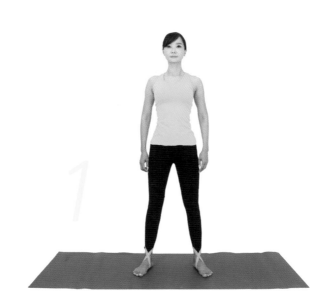

바른 자세로 준비한다.
(펠트니스 바른 자세 72쪽 참고)

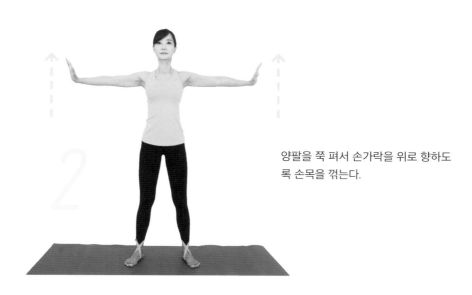

양팔을 쭉 펴서 손가락을 위로 향하도
록 손목을 꺾는다.

아래로 손가락을 꺾는다. 2와 3을 수
시로 반복한다.

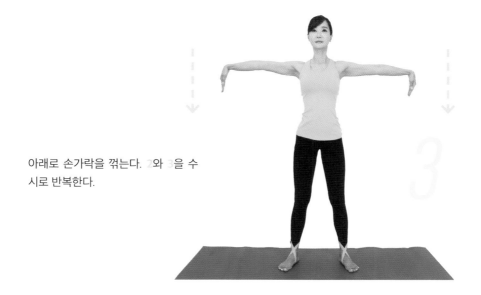

★ ★ ★

팔 지방 착즙 운동

팔뚝에 있는 지방을 짜낸다는 생각으로 최선을 다해 팔뚝을 비틀어 주면 정말 많은 효과를 기대할 수 있는 운동이다. 반드시 팔뚝의 느낌에 집중하며 생각이 날 때마다 수시로 하면 좋다.

운동횟수
좌우 15~20회씩
3세트

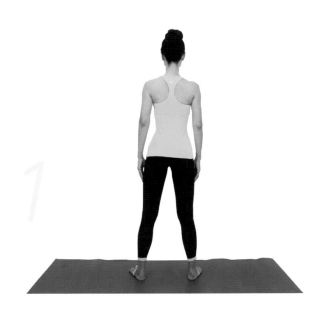

바른 자세로 준비한다.
(펠트니스 바른 자세 72쪽 참고)

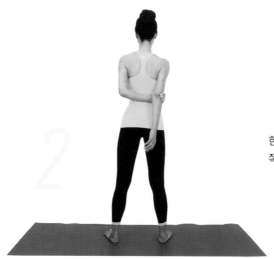

한쪽 팔을 등 뒤쪽으로 보낸 후 반대
쪽 손으로 팔꿈치를 잡는다.

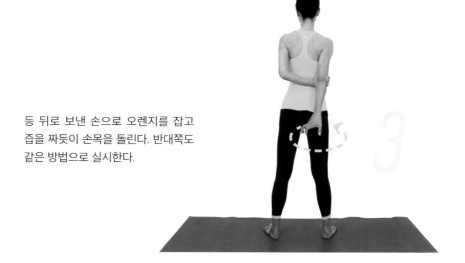

등 뒤로 보낸 손으로 오렌지를 잡고
즙을 짜듯이 손목을 돌린다. 반대쪽도
같은 방법으로 실시한다.

★ ★ ★

팔 지방 털기 운동

팔을 벌리고 바른 자세로 서서 배꼽을 쏙 넣어 어깨의 긴장을 풀고 실시한다. 생각이 날 때 언제 어디서든 수시로 해줄수록 효과가 좋다.

운동횟수
15~20회씩
3세트

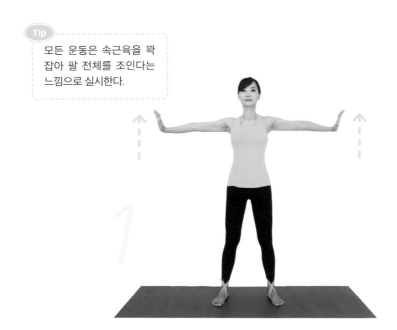

> **Tip**
> 모든 운동은 속근육을 꽉 잡아 팔 전체를 조인다는 느낌으로 실시한다.

양팔을 가슴 선까지 들고 양손의 손가락은 위쪽을 향하도록 손목을 꺾는다.

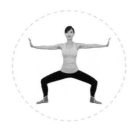

팔 지방 털기 운동을 할 때 다리를 넓게 벌리고 발끝을 바깥쪽으로 향하여 무릎과 발끝 방향을 맞춘 후 허벅지 안쪽 근육의 자극을 느끼며 바운스와 함께 하면 최대 효과를 얻을 수 있다.

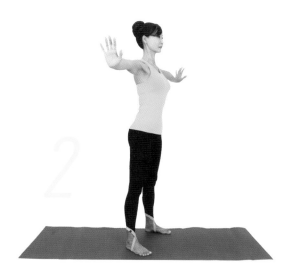

다섯 손가락을 서로 붙지 않도록
쫙 편다.

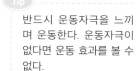

반드시 운동자극을 느끼
며 운동한다. 운동자극이
없다면 운동 효과를 볼 수
없다.

팔 전체가 털리듯이 앞뒤로 힘차
게 돌린다.

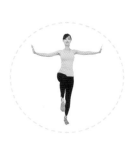

· 팔 운동은 유산소 운동과 함께 하면
  좋다.
· 팔 운동을 할 때 무릎을 들어 올리는
  동작과 함께 하면 최대 효과를 얻을
  수 있다.

★★★

손목 돌리기 운동

이 운동은 누구나 쉽게 틈틈이 할 수 있어 좋은 팔 운동이다. 양팔을 쭉 펴서 손목을 꺾어 신나게 돌리다보면 어느샌가 여리 여리한 팔뚝으로 변해 있을 것이다.

운동횟수
15~20회씩
3세트

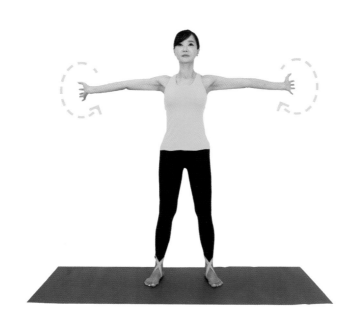

양팔을 쭉 펴서 손가락을 위로 향하도록 손목을 꺾은 후 시계 방향으로 빠르게 돌리고, 시계 반대 방향으로도 빠르게 돌린다. 손목을 아래로 꺾은 후 같은 방법으로 실시한다.

팔 운동을 하는데 어깨가 아파요

제 유튜브 영상 중에 화제가 된 〈7일에 팔뚝살 빼기〉 영상에 가장 많이 달린 댓글 중에 자주 볼 수 있는 질문입니다. 팔 운동을 위해 영상까지 업로드 했지만 여전히 많은 댓글이 달립니다.

어깨에 힘을 풀고 우아하게 팔만 사용하는 사람은 그리 많지 않죠. 바른 자세에서 어깨에 힘을 풀고 행동을 한다면 그야말로 우아함 그 자체지만, 스트레스가 많은 경쟁사회인 대한민국에서 우리는 우아하게 행동할 수가 없습니다. 항상 바쁘고 스트레스 쌓이는 일이 많다보니 나도 모르게 승모근이 올라오면서 팔만 사용해야 할 일들을 어깨와 함께 일을 하게 됩니다.

지금 잠깐 하던 일을 멈추어 보세요. 나도 모르는 사이에 어깨가 올라와 있지 않나요? 운동할 때도 마찬가지로 이런 버릇들을 그대로 갖고 가기 때문에 팔 운동을 할 때 자연스럽게 어깨까지 힘이 들어가면서 운동 후 어깨 통증에 시달리는 거죠.

마찬가지로 해결책은 평소에 바른 자세로 행동하는 겁니다. 가슴은 펴고 어깨는 내리고... 제가 영상에서 항상 입버릇처럼 하는 얘기죠! 평상시의 버릇이 운동할 때도 그대로 나오기 때문입니다.

항상 바른 자세를 연습하세요. 가슴을 펴고 견갑골은 조이고 어깨는 아래로 내리며 힘을 푸세요. 수시로 어깨에 으쓱으쓱 운동(82쪽 참고)을 하며 어깨의 힘을 풀고 긴장을 내려놓으세요.

추언니에게 물어보세요 ⑥

누워서 배 운동을 하면 허리가 아파요

흔히 알려진 레그레이즈란 동작을 할 때 허리가 아프다는 질문을 많이 받습니다. 이때도 코어 힘이 약해서 다리의 무게를 허리가 지탱하지 못하고 허리가 바닥에서 뜨면서 통증을 호소하는데요. 운동을 처음 접해서 코어 힘이 약하거나 허리가 약하기 때문입니다. 결국은 꾸준히 하면서 복근의 힘을 키워야 하는 방법이 최선입니다. 힘들더라도 운동을 포기하지 마세요.

추언니에게 물어보세요 ⑦

운동을 하는데 무릎이 아파요

코어의 힘이 약한 것을 가장 큰 이유로 꼽습니다. 또한 남성보다 여성이 무릎 통증을 호소하는 이유는 넓은 골반에 비해 다리와 발을 좁히고 생활하는 습관 때문입니다. 이런 습관으로 인해 허벅지 안쪽 근육이 잘 사용되지 않아 짧아지고 운동 능력이 떨어져 무릎이 안쪽으로 돌아가는 경우가 많습니다. 일상생활에서나 운동을 할 때 항상 발은 골반 너비로 벌리고 무릎과 발끝 방향을 맞추세요. 예를 들어 스쿼트를 할 때도 앉는 과정에서 무릎이 안쪽으로 말리게 되면 상체의 무게가 엉덩이가 아닌 애꿎은 무릎에 실리게 되어 운동 부상으로 스쿼트를 못하게 되는 경우가 많습니다.

★ ★ ★

가슴

가슴이 작거나 처진 경우는 잘못된 자세가 문제로 작용할 때가 많다. 웅크린 자세가 지속되어 어깨가 굽어지거나 등이 말리기 때문이다. 그래서 자세를 고치기만 해도 가슴 사이즈가 2인치는 커 보이고 통증이 완화된다.

★ ★ ★

날씬한 팔과 옆구리를 만드는 스트레칭

간단한 스트레칭도 꾸준히 실천하면 운동이 된다. 팔의 군살을 없애고 매끈한 라인을 만들어 주며, 옆구리까지 늘려 찌뿌둥했던 몸이 가벼워지는 것을 즉시 체험할 수 있는 스트레칭이다.

운동횟수
좌우 15~20회씩
3세트

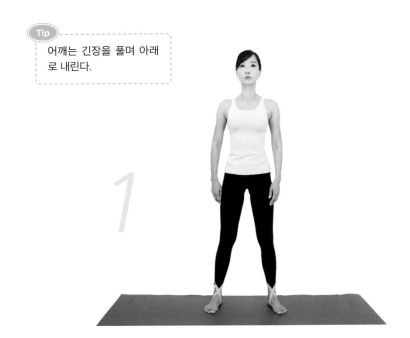

Tip
어깨는 긴장을 풀며 아래로 내린다.

1

코로 숨을 들이마시며 가슴을 부풀렸다가
입으로 후~ 내쉬며 배를 쏙 넣는다.

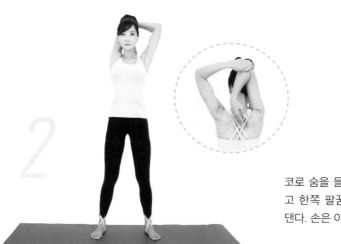

2

코로 숨을 들이마시며 가슴을 부풀리
고 한쪽 팔꿈치를 접어 정수리 쪽에
댄다. 손은 아래로 내린다.

Tip

상체가 기울어지지 않도
록 코어에 힘을 준다.

15~20초 동안 편하게 심호흡하며 반
대쪽 손으로 팔꿈치를 당겨 팔꿈치 아
래쪽과 옆구리를 늘린다. 반대쪽도 같
은 방법으로 실시한다.

3

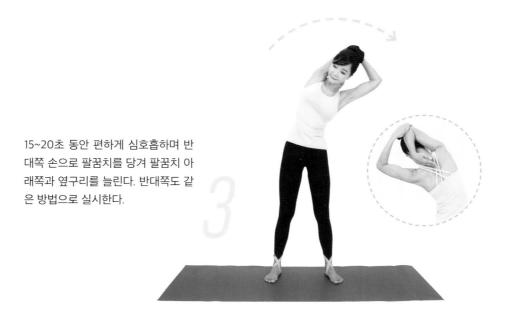

★ ★ ★

가슴 끌어올리는 호흡 운동

이 운동으로 횡경막을 올려 볼록 튀어나온 배를 쏙 들어
가게 하는 효과를 볼 수 있다. 언제 어디서나 자주 해주면
좋다.

운동횟수
15~20회씩
3세트

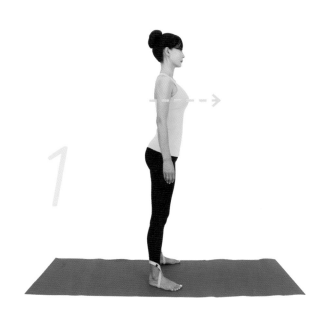

견갑골을 모으고 코로 숨을 들이마시며
가슴을 부풀린다.

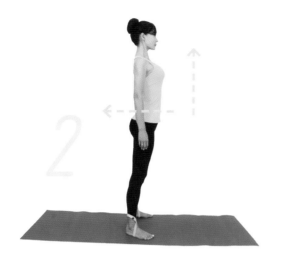

코로 숨을 더욱 크게 들이마시며 가슴을
더욱 크게 부풀리고 유두를 위로 끌어올
린다. 이때 배꼽은 안으로 쏙 넣는다.

입으로 숨을 크게 내쉬고 등을 구부리
면서 가슴을 아래로 떨어뜨린다. 이때
배꼽은 편하게 한다.

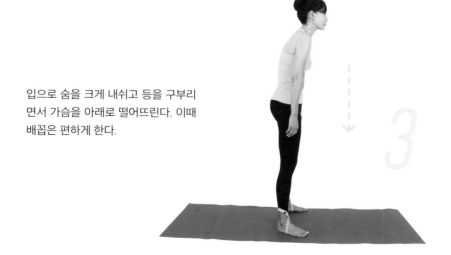

★ ★ ★

가슴 업! 웨이브 운동

처음 할 때는 몸이 굳어서 잘 되지 않지만 꾸준히 하다보면 누구나 잘 할 수 있다. 이 운동은 가슴뿐만 아니라 횡경막을 늘려 배와 허벅지 뒤쪽 부분까지 매끈하게 만드는 전신 운동이다. 또한 척추도 건강하게 만든다.

운동횟수
10~15회씩
3세트

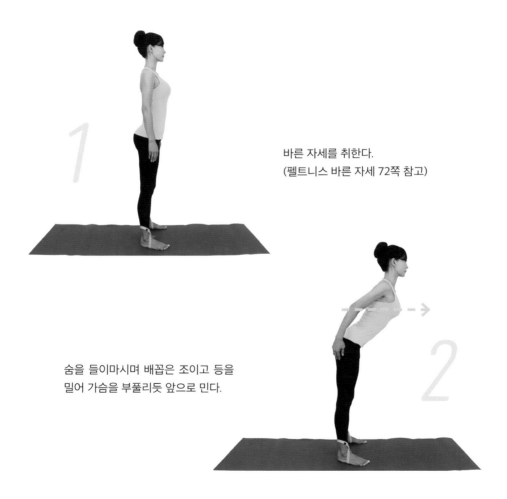

바른 자세를 취한다.
(펠트니스 바른 자세 72쪽 참고)

숨을 들이마시며 배꼽은 조이고 등을 밀어 가슴을 부풀리듯 앞으로 민다.

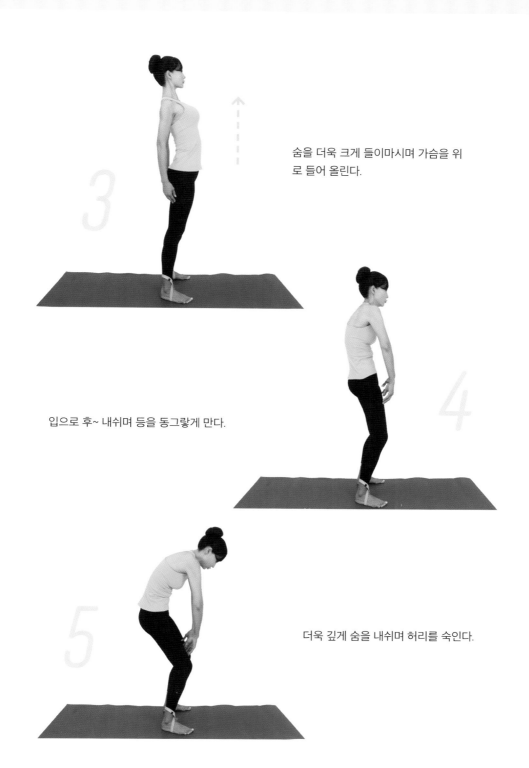

숨을 더욱 크게 들이마시며 가슴을 위로 들어 올린다.

입으로 후~ 내쉬며 등을 동그랗게 만다.

더욱 깊게 숨을 내쉬며 허리를 숙인다.

날씬한 상체를 만드는 다이아몬드 운동

웬만해선 잘 안 쓰는 상체 근육 운동이다. 조금만 노력해도 가슴 업은 물론, 날씬한 상체 라인까지 가질 수 있다. 꾸준히 운동해서 유연하고 날씬한 상체를 가져보자.

운동횟수
좌우 10~15회씩
3세트

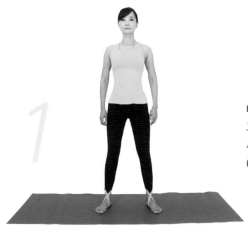

바른 자세를 취하며 코로 숨을 들이마시고 가슴을 위로 들어 올린다. 이때 배꼽을 세로로 만든다고 생각한다.
(펠트니스 바른 자세 72쪽 참고)

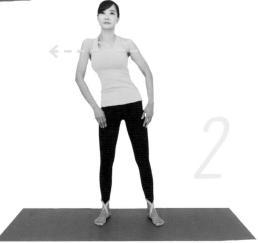

1의 텐션을 유지하며 가슴을 옆으로 민다.

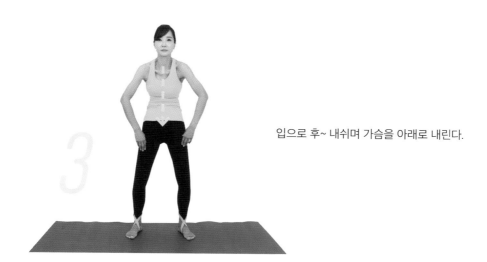

입으로 후~ 내쉬며 가슴을 아래로 내린다.

다시 코로 숨을 들이마시며 가슴을 반대
쪽 옆으로 민다. 반대쪽도 같은 방법으로
실시한다.

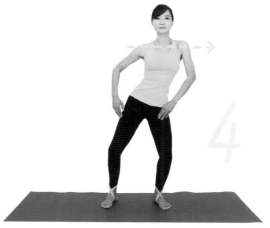

★ ★ ★

목이 쑤욱! 가슴 펴기 운동

가슴 업뿐만 아니라 목이 길어지고 얼굴이 리프팅 되는 효과도 볼 수 있는 운동이다. 횡경막 확장으로 인해 배도 날씬해지며 거북목 개선에도 효과가 있다. 아침, 저녁 잠자리에서 실시하면 좋다.

운동횟수
15~20초씩
3세트

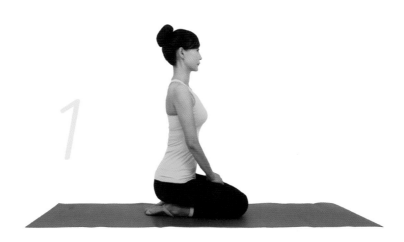

바른 자세로 쪼그려 앉는다.
(펠트니스 바른 자세 72쪽 참고)

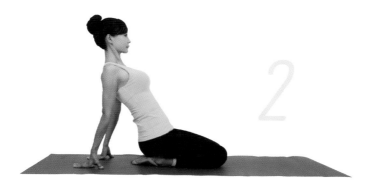

양 손바닥을 뒤로 짚는다.

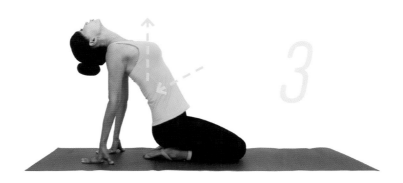

코로 깊게 들이마시고 가슴을 들어 올리며
배꼽을 쏙 넣는다. 이때 입으로 후후 짧은 호
흡을 한다.

★ ★ ★

가슴아 커져라! 기도 운동

어깨의 힘을 풀고 가슴의 느낌에 집중하면서 운동을 한
다. 언제 어디서든 수시로 운동을 하다보면 자신이 만족
할 만한 효과를 얻을 수 있다.

운동횟수
15~20회씩
3세트

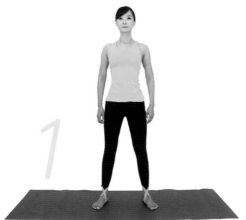

견갑골을 모으고 코로 숨을 들이마시며
가슴을 부풀린다.

입으로 숨을 내쉬며 배를 쏙 넣고, 가
슴 라인에서 양 손바닥을 모아 기도
자세를 취한다. 후~ 내뱉으며 양쪽 손
바닥으로 서로 세게 민다. 이때 겨드
랑이를 열고 팔꿈치를 들어 올려 가슴
라인과 수평이 되게 한다.

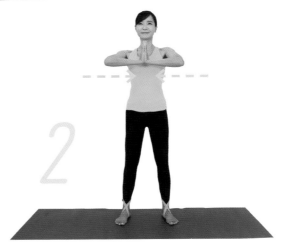

복부 근력 운동만으로 뱃살을 뺄 수 있나요

정답은 '안 된다!'입니다. 복부 지방은 식이요법과 유산소 운동으로 뺄 수 있으며 윗몸일으키기, 레그레이즈와 같은 운동만으로는 뱃살을 뺄 수 없습니다. 하지만 복부 근력 운동은 식단 관리와 유산소 운동을 병행하며 입체적이고 탄력 있는 배 모양을 만들기 위해 반드시 필요한 운동입니다.

아무리 운동해도 몸이 그대로예요

운동을 바꾸어야 합니다. 우리 몸은 익숙한 동작에는 변하지 않아요. 근육에도 새로운 자극을 주어야 합니다. 운동하는 것이 습관이 된 사람들도, 아무리 운동을 오래해서 운동에 자신이 있다는 사람들도 새로운 운동을 하려면 마음처럼 되지 않는 경우가 많아요. 같은 부위의 운동이라도 운동법은 아주 다양합니다. 어떤 운동을 시작했다면 익숙해져서 그 운동이 별로 힘이 들지 않을 수 있어요. 강도를 높이거나 다른 운동으로 바꾸어 주세요. 그래야 원하는 몸을 만들 수 있습니다. 만약 몸매를 바꾸기보다는 몸매 유지나 건강을 위해 하는 운동이라면 굳이 운동을 바꾸지 않아도 됩니다.

★ ★ ★

등

탄력 있고 날씬한 등은 몸의 폭을 좁고 어려 보이게 만든
다. 그래서 요즘은 등에 대한 관심이 높다. 등은 조금만
관리해도 금방 표가 나타난다. 간단한 등 운동을 조금만
신경 써서 해주면 10살은 어려 보일 것이다.

★ ★ ★

등과 어깨가 시원한 손바닥 스트레칭

자신의 가슴이 바르게 펴지지 않은 상태라면 주로 손등이 보이는 생활 패턴이라고 볼 수 있다. 올라온 어깨에 굽은 등, 군살이 붙은 팔에 말린 상체를 위해 수시로 이 스트레칭을 하면 자세를 교정할 수 있다.

운동횟수
15~20회씩
3세트

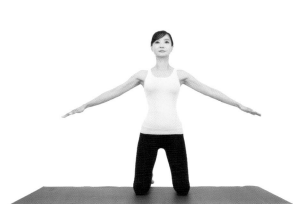

Tip
수시로 해주면 많은 효과를 얻을 수 있다.

1

가슴을 펴고 앉거나 서서 양팔을 벌린다.

2

견갑골을 포함한 팔 전체의 자극을 느끼며 손바닥을 뒤집는다. 등전체가 시원해지며 피가 확 도는 자극을 느낄 수 있다.

섹시한 등, 슈퍼맨 운동

슈퍼맨처럼 엎드려서 손발을 드는 운동으로, 등에 자극을 주어 등살을 제거하는 데에 효과가 있다. 수건을 이용하면 등에 좀 더 강한 자극을 줄 수 있다. 슈퍼맨 운동을 자주하다 보면 섹시한 등을 가질 수 있다.

운동횟수
15~20회씩
3세트
중간 휴식
30초

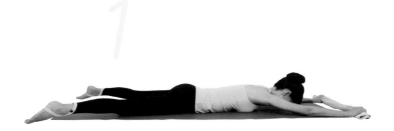

발과 팔을 어깨 너비보다 넓게 벌리고, 양 손에 수건을 잡고 바닥에 엎드린다.

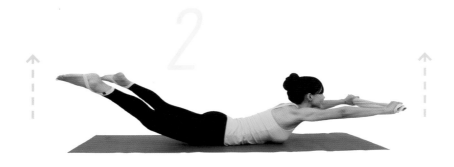

숨을 들이마시며 팔과 다리를 최대한 위 쪽으로 든다. 이때 등이 조여지는 느낌을 반드시 느끼면서 한다. 숨을 내쉬며 제자 리로 온다.

등살이 빠지는 스트레칭

처음에 손바닥이 잘 안 닿는 사람은 처음부터 닿으려는 욕심보다는 가슴을 펴고 서서히 손바닥을 가깝게 한다는 생각으로 동작을 하면 좋다.

운동횟수
15~20초씩
3세트

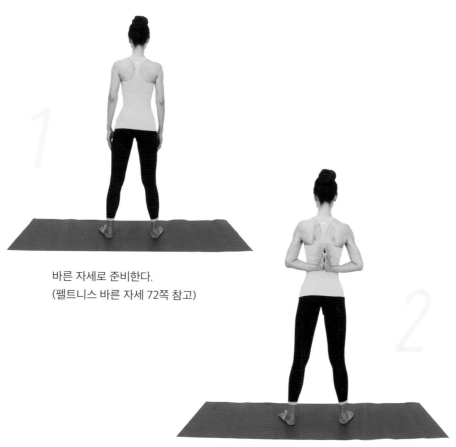

바른 자세로 준비한다.
(펠트니스 바른 자세 72쪽 참고)

숨을 더욱 크게 들이마시며 가슴을 부풀리고 등 뒤에서 양 손바닥을 붙여 기도 자세를 취한다.

111

W 운동

굽은 등을 펴주며 등의 군살을 제거하기에 좋은 운동이다. 견갑골이 모이도록 양팔을 뒤로 모아주어 등에 자극을 준다. 어렵지 않은 운동으로 수시로 해주면 좋다.

운동횟수
15~20회씩
3세트
중간 휴식
30초

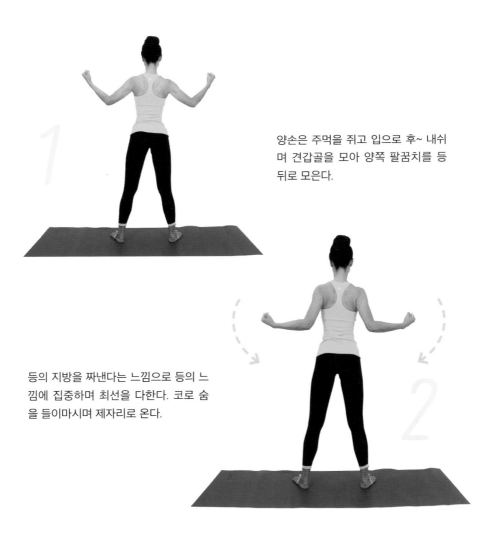

양손은 주먹을 쥐고 입으로 후~ 내쉬며 견갑골을 모아 양쪽 팔꿈치를 등 뒤로 모은다.

등의 지방을 짜낸다는 느낌으로 등의 느낌에 집중하며 최선을 다한다. 코로 숨을 들이마시며 제자리로 온다.

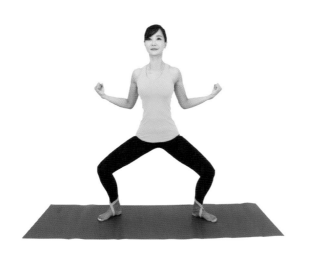

3

양발을 벌리고 점프했다 착지하며
W 운동을 하면 최대 효과를 얻을 수
있다.

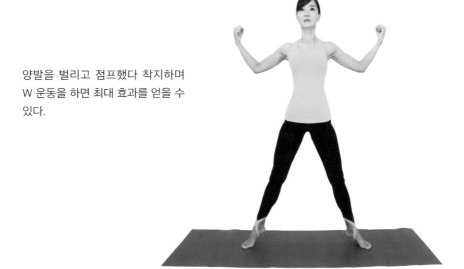

★ ★ ★

I 운동

두 팔을 머리 위로 뻗어 어깨와 등에 모두 자극을 주는 운동이다. 오십견을 예방할 뿐만 아니라 운동을 통한 자극은 림프 순환에도 영향을 준다. 군살 제거뿐만 아니라 통증 완화와 자세 교정의 효과까지 볼 수 있다.

운동횟수
15~20회씩
3세트
중간 휴식
30초

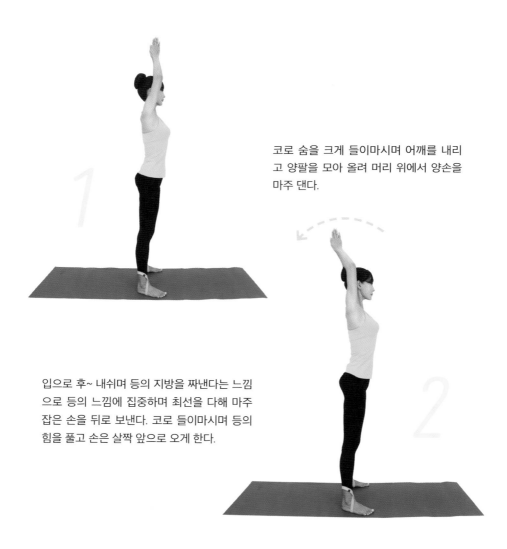

코로 숨을 크게 들이마시며 어깨를 내리고 양팔을 모아 올려 머리 위에서 양손을 마주 댄다.

입으로 후~ 내쉬며 등의 지방을 짜낸다는 느낌으로 등의 느낌에 집중하며 최선을 다해 마주 잡은 손을 뒤로 보낸다. 코로 들이마시며 등의 힘을 풀고 손은 살짝 앞으로 오게 한다.

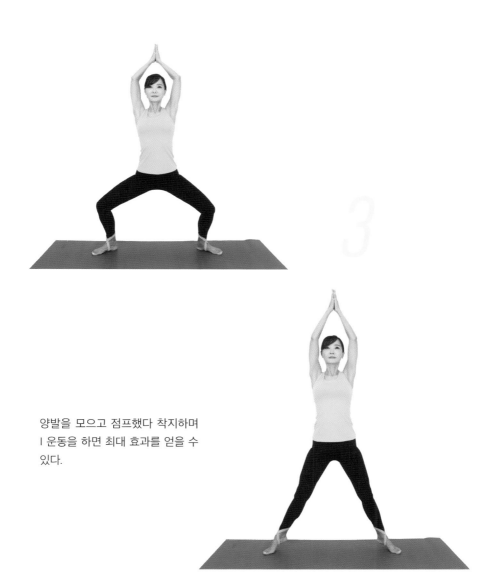

양발을 모으고 점프했다 착지하며
I 운동을 하면 최대 효과를 얻을 수
있다.

★ ★ ★

날씬한 등을 위한 로우 운동

날씬한 등과 건강한 팔 근육을 만드는 운동이다. 배꼽을 쏙 넣고 가슴을 편 바른 자세에서 등과 팔 뒤쪽의 자극을 느끼며 운동해야 한다. 수건을 이용하여 틈틈이 해주면 좋다.

운동횟수
15~20회씩
3세트
중간 휴식
30초

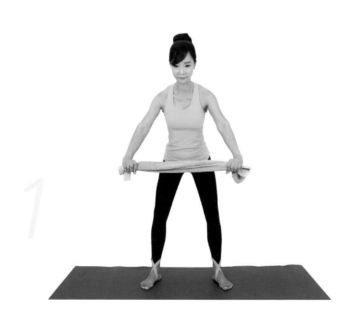

1

양손에 수건을 쥐고 바른 자세를 취한 후 어깨 너비만큼 발을 벌린다.
(펠트니스 바른 자세 72쪽 참고)

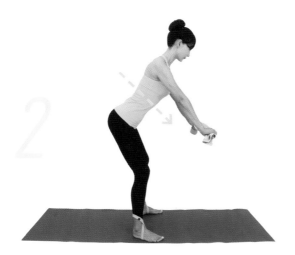

상체를 사선 앞으로 살짝 숙인다.

입으로 후~ 내쉬고 양손을 배꼽 쪽으로 당
기며 등을 쥐어짜듯 견갑골을 모은다. 코로
숨을 들이마시며 손을 앞으로 보내면서 등
의 긴장을 푼다.

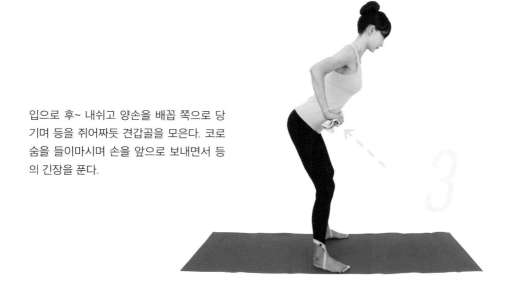

디스크는 아닌데 허리가 아파요

허리가 아픈 원인은 골반이 비뚤어지면서 허리까지 비뚤어져 근육이 굳어서 통증이 발생하기도 합니다. 이럴 때 골반 주변 근육을 꾸준히 스트레칭 해주면 좋은 효과를 얻을 수 있습니다. 다음의 동작은 의자나 침대에서도 할 수 있는 스트레칭입니다.

잠자리 스트레칭

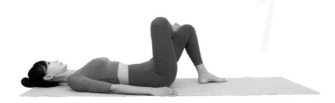

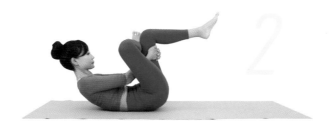

❶ 바닥에 누워 한쪽 무릎을 접어 반대쪽 다리 허벅지에 올린다.
❷ 양손으로 아래에 받쳐진 허벅지를 잡고 상체를 일으키며 손으로 잡은 허벅지를 몸쪽으로 당긴다. 반대쪽도 같은 방법으로 실시한다.

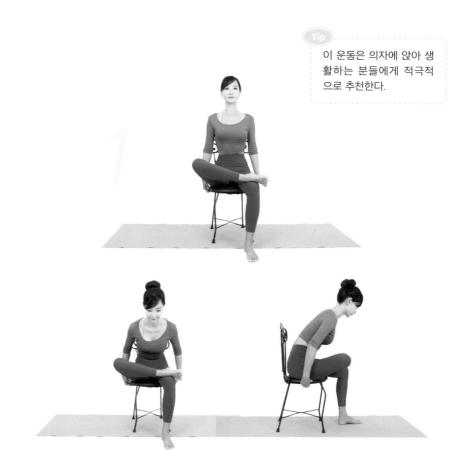

Tip
이 운동은 의자에 앉아 생활하는 분들에게 적극적으로 추천한다.

① 의자에 앉아 한쪽 발을 반대쪽 허벅지 위에 올린다.
② 등이 굽지 않도록 신경 쓰며 상체를 사선으로 숙이고 15~20초 동안 유지한다. 올린 다리의 골반 근육이 늘어나는 것을 느낀다. 반대쪽 다리도 같은 방법으로 실시한다.

★ ★ ★

배

복부 비만은 평소에 바른 자세를 유지하는 습관만으로도 많은 효과를 볼 수 있다. 등이 굽은 자세로 인해 횡경막이 아래로 처져 내장을 밖으로 밀어내거나 배에 힘을 주지 않아 늘어나고 느슨해진 복직근을 바른 자세로 유지할 수 있는 연습을 하자. 여기에 단당류를 멀리하는 식습관과 지금 소개하는 운동들을 병행한다면 반드시 뱃살은 없어질 것이다.

★ ★ ★

뱃살이 쏙 빠지는 복식 호흡

건강한 성인을 대상으로 12주간 식단 관리와 운동을 전혀 하지 않은 상태에서 매일 6시간씩 복식 호흡만 한 결과 체중이 1.14kg 감소한 연구결과가 있는 만큼 복식 호흡은 횡경막과 복부에 지속적인 자극을 주어 복부 비만을 해소시킨다.

운동횟수
1회당 5분씩
틈틈이

> **Tip**
> 때와 장소에 구애받지 않고 언제든 실시할 수 있다.

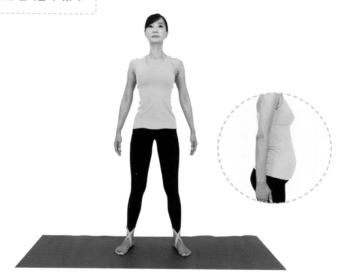

코로 천천히 들이마시며 배가 전후좌우 팽창되는 것을 느낀다. 입을 살짝 오므리며 내쉴 때 배를 안으로 넣는다. 최대한 길게 실시한다.

뱃살과 옆구리 살까지 쫙 빼는 복식 호흡

복식 호흡을 하며 이 운동을 실시하면 두 배의 효과를 얻을 수 있다. 뱃살을 효과적으로 뺄 뿐만 아니라 옆구리 살까지 뺄 수 있다. 동작 하나하나에 신경을 써가며 운동 부위에 더욱 집중한다.

운동횟수
좌우 3회씩

Tip
배에 강한 자극을 느낄 수 있도록 동작한다. 쉬운 동작이지만 큰 효과가 있다.

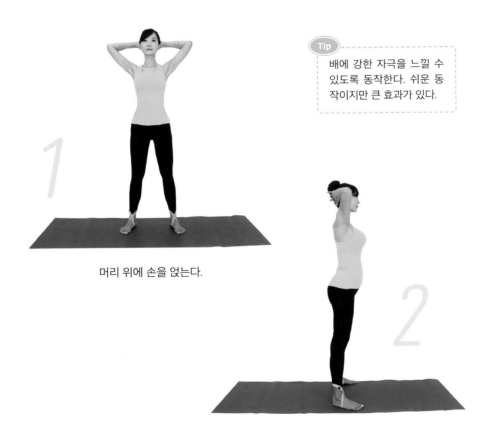

머리 위에 손을 얹는다.

코로 숨을 들이마시며 배를 최대한 부풀린다.

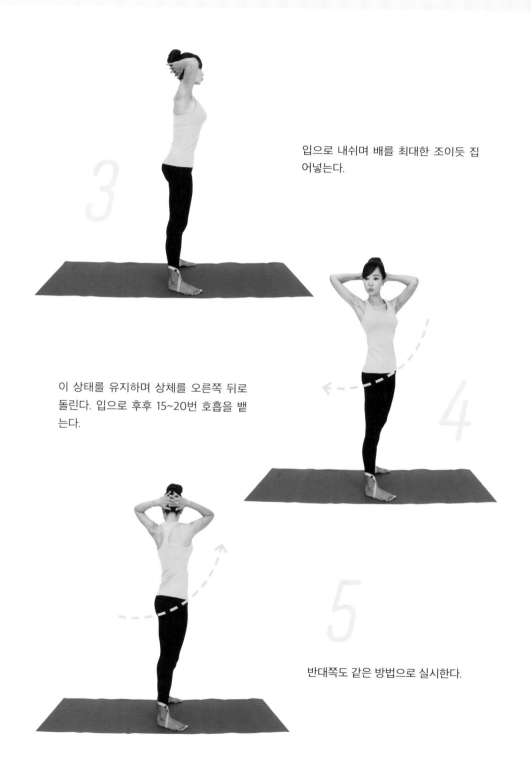

입으로 내쉬며 배를 최대한 조이듯 집어넣는다.

이 상태를 유지하며 상체를 오른쪽 뒤로 돌린다. 입으로 후후 15~20번 호흡을 뱉는다.

반대쪽도 같은 방법으로 실시한다.

★★★
캔 찌그러뜨리기 운동

이 운동은 이미지 연상법을 활용한 운동이다. 배에 캔이 있다는 생각을 하며 운동을 하자. 동작을 하면서 캔을 찌그러뜨리며 지방을 짜낸다고 상상해보자. 수시로 하다 보면 자신도 모르는 사이 신기한 일이 벌어질 것이다.

운동횟수
15~20회씩
3세트

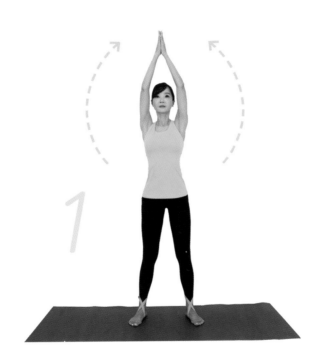

양팔을 머리 위로 올려 양 손바닥을 붙여 뻗는다.

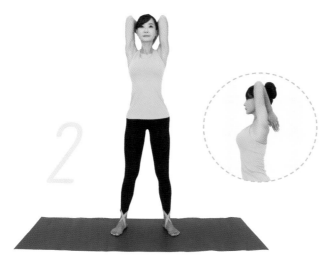

팔꿈치를 접고 가슴을 편 후 턱을 들어 올
리고 어깨는 아래로 내린다.

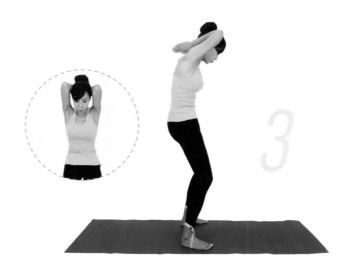

후 하고 입으로 짧게 내뱉으며 마치 배에
있는 캔을 찌그러뜨린다고 생각하며 강하
게 배를 수축시킨다.

★ ★ ★

골반으로 걷기 운동

아침에 일어나서 혹은 잠자기 전에 간단한 운동으로 쉽게 뱃살을 뺄 수 있다. 뱃살 제거는 물론 골반 교정에도 탁월한 효과가 있다. 왼쪽, 오른쪽 배에 캔이 있다고 생각하고 이것을 찌그러뜨리듯이 힘껏 배를 조이며 운동한다.

운동횟수
앞뒤 4초씩 걷기
3세트

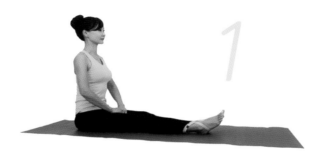

가슴을 펴고 배꼽은 쏙 넣은 후 바른 자세로 앉아서 다리를 쭉 편다.
(펠트니스 바른 자세 72쪽 참고)

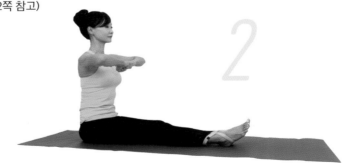

양쪽 팔꿈치를 접어 가슴 라인에 둔다.

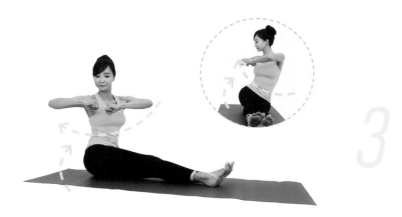

후~ 내쉬며 오른쪽 팔꿈치를 뒤쪽으로 보낼
때 오른쪽 골반을 위로 든다. 이때 배에 있는
캔을 찌그러뜨린다고 생각하며 운동을 한다.

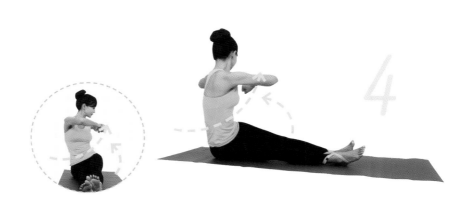

후~ 내쉬며 왼쪽 팔꿈치를 뒤쪽으로 보낼
때 왼쪽 골반을 위로 든다.

★ ★ ★

다리 풍차 돌리기 운동

잠들기 전 또는 일어나서 쉽게 할 수 있는 운동이다. 공복에 하면 효과가 더욱 좋다. 뱃살 빼기뿐만 아니라 다리 운동까지 함께 하게 되어 누워서 하는 전신 운동의 효과를 볼 수 있다.

운동횟수
15~20회씩
3세트

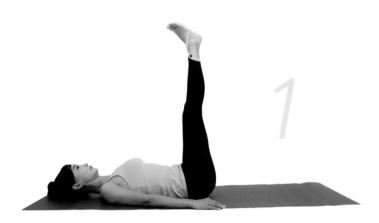

손을 골반 근처 바닥에 대고 허리는 뜨지 않게 신경 쓰며 바닥에 딱 붙이고 양쪽 다리를 올린다.

2

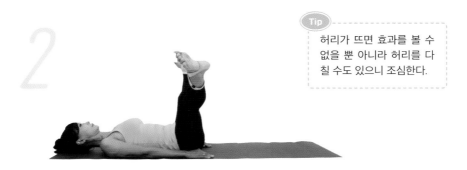

Tip
허리가 뜨면 효과를 볼 수
없을 뿐 아니라 허리를 다
칠 수도 있으니 조심한다.

양쪽 다리를 서로 바깥방향으로 크게 돌
린다.

3

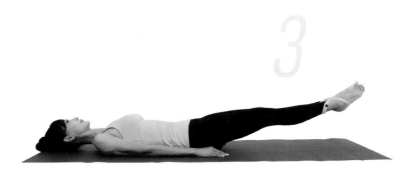

배의 힘이 약하거나 허리가 약한 사람은
다리를 많이 내리지 않는다.

★ ★ ★

똥배 빠지는 하늘 자전거 운동

아래로 처진 내장들이 골반 안으로 내려오면 골반, 허리가 두꺼워지고 아랫배가 나온다. 이 운동은 이를 개선하여 똥배를 빼는 데 좋다. 하늘자전거 운동은 대요근을 단련하고 변비 해소, 대사량 증진에 좋다.

운동횟수
50번씩
3세트

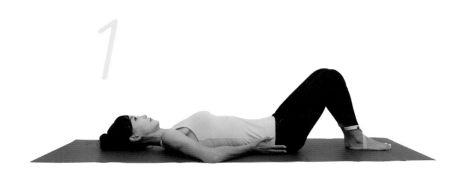

누워서 배에 힘을 주며 다리를 세운다.

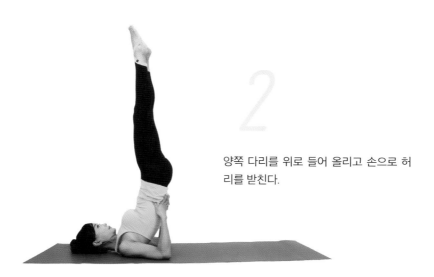

2

양쪽 다리를 위로 들어 올리고 손으로 허리를 받친다.

Tip
하늘자전거 운동을 한 다음 내장의 위치를 고정하도록 누워서 벽에 다리를 벌린 상태로 대고 3분 동안 스트레칭 한다. 매일 밤마다 해주면 뱃살 제거에 효과가 좋다.

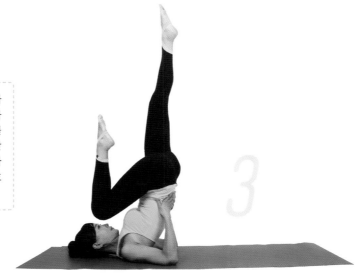

3

배의 힘을 유지하며 마치 자전거 페달을 돌리듯이 다리를 크게 돌린다.

뛰어가는 도마뱀 운동

도마뱀의 뛰어가는 모습을 닮은 이 운동은 옆구리 살을
빼는 데에 효과적이다. 옆구리를 늘리며 다리를 올려주어
유산소 운동의 효과도 함께 느낄 수 있다. 운동을 할 때
옆구리에 자극을 느끼며 실시한다.

운동횟수
좌우 15~20회씩
3세트

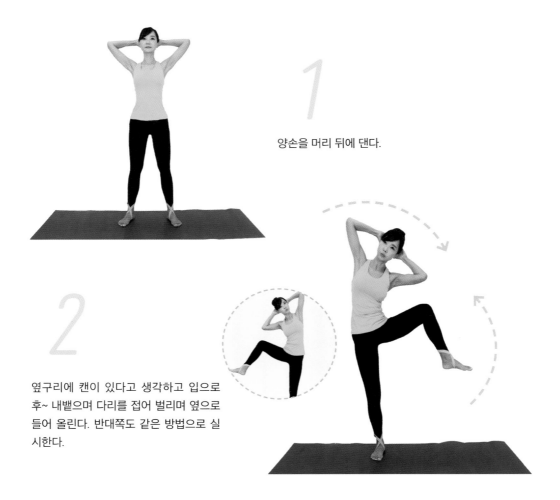

양손을 머리 뒤에 댄다.

옆구리에 캔이 있다고 생각하고 입으로
후~ 내뱉으며 다리를 접어 벌리며 옆으로
들어 올린다. 반대쪽도 같은 방법으로 실
시한다.

★ ★ ★

뚝뚝 낙숫물 운동

떨어지는 낙숫물에 바위가 파이듯 이 운동을 수시로 하다
보면 바위처럼 옆구리 살도 어느샌가 사라지는 운동이다.
상체를 옆으로 늘려 옆구리에 자극을 주며 정체되어 쌓여
있던 옆구리 살이 제거될 수 있다.

운동횟수
좌우 15~20회씩
3세트

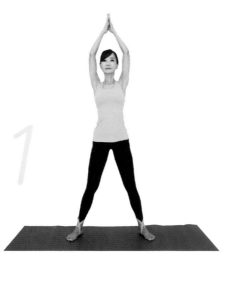

Tip
골반을 움직이지 않도록
고정한다.

어깨 너비보다 넓게 발을 벌리고 머리
위로 팔을 들어 올려 손바닥을 마주
잡는다.

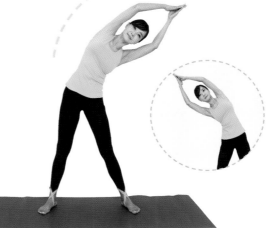

한쪽으로 상체를 숙이며 옆구리를 늘린다.
반대쪽으로도 상체를 숙이며 옆구리를 늘
린다. 좌우로 반복한다.

★ ★ ★

힙 리프트 / 힙 드롭

평소에 쓰지 않던 근육을 써야 몸이 변한다. 처음에는 잘
되지 않더라도 꾸준히 하면 골반도 유연해진다. 유연해진
골반으로 놀랄만한 효과를 얻을 수 있다. 아래로 엉덩이를
내릴 때는 괄약근 조이는 연습도 같이 하면 좋다.

운동횟수
좌우 15~20회씩
3세트

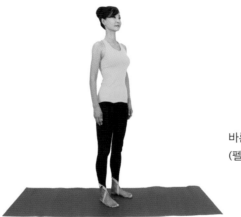

바른 자세로 코너를 보고 선다.
(펠트니스 바른 자세 72쪽 참고)

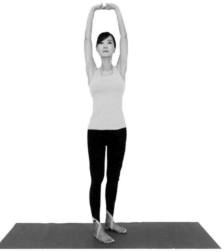

양팔을 머리 위로 쭉 뻗어 올린 후 상체
만 정면으로 향하고 코르셋을 입은 듯 배
와 옆구리를 조인다.

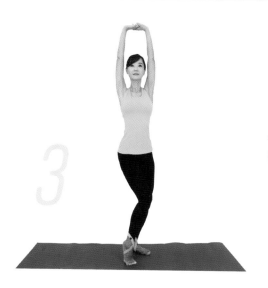

양 무릎을 살짝 굽히고 한쪽 발의 발
꿈치를 뗀다.

한쪽 엉덩이에 힘을 주며 마치 날아오는
공을 튕겨내듯이 위로 들어 올린다. 반
대쪽도 같은 방법으로 실시한다. (힙 리
프트)

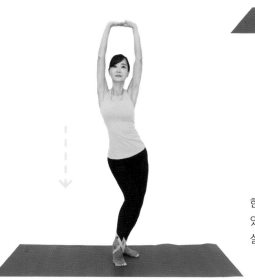

한쪽 엉덩이에 힘을 주며 아래로 힘
있게 찬다. 반대쪽도 같은 방법으로
실시한다. (힙 드롭)

★ ★ ★

힙 트위스트

굳어진 골반을 유연하게 만들어 옆구리에 쌓인 노폐물과 지방을 제거한다. 처음에는 어색할 수 있지만 수시로 하다보면 유연해진 골반만큼 신나게 운동할 수 있다.

운동횟수
좌우 15~20회씩
3세트

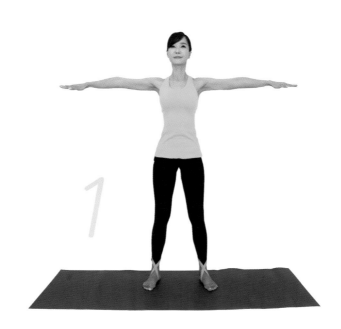

양쪽 팔을 편 후 어깨 힘은 풀고 코르셋을
입은 듯 배와 옆구리를 조인다.

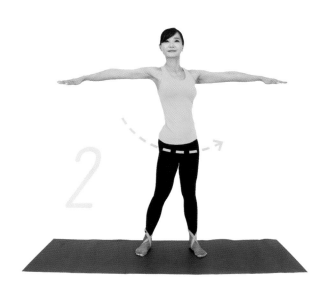

한쪽 골반을 반대쪽 코너 쪽으로 비틀
듯 돌린다.

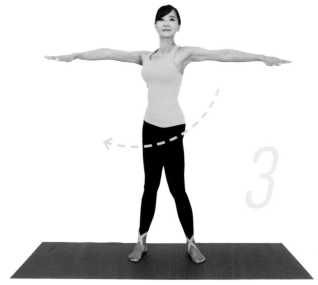

반대쪽 골반을 반대쪽 코너 쪽으로 비틀 듯
돌린다. 교대로 빠르게 골반을 돌린다.

★ ★ ★
살 안 찌는 체질을 만드는 수건 운동

견갑골 주변의 운동을 많이 하게 되면 신진대사 능력이 올라가고 기초 대사량이 높아져 살이 찌지 않는 체질로 바뀌게 된다. 아주 쉽고 간편하며 효과가 좋은 운동이다. 이 운동은 거북목 개선과 어깨 통증에도 좋다.

운동횟수
좌우 15~20회씩
3세트
중간 휴식
30초

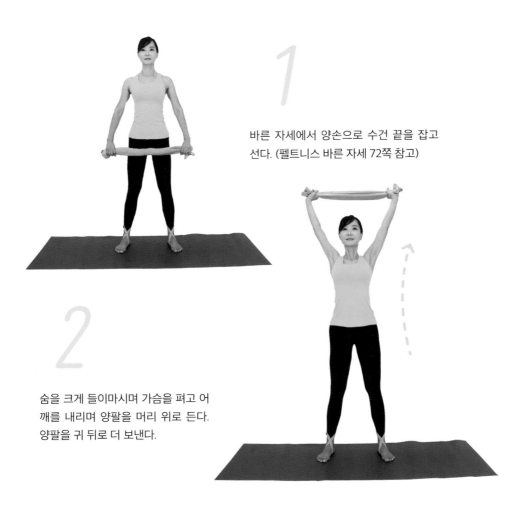

바른 자세에서 양손으로 수건 끝을 잡고 선다. (펠트니스 바른 자세 72쪽 참고)

숨을 크게 들이마시며 가슴을 펴고 어깨를 내리며 양팔을 머리 위로 든다. 양팔을 귀 뒤로 더 보낸다.

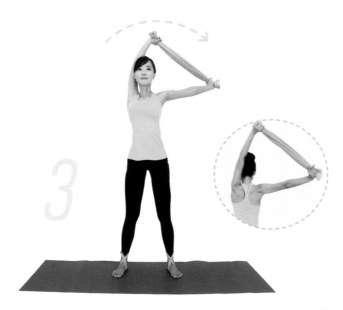

양팔을 오른쪽으로 움직인다.

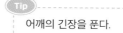

어깨의 긴장을 푼다.

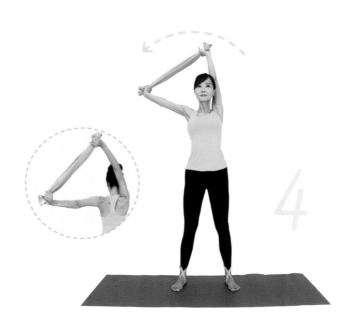

양팔을 왼쪽으로 움직인다.

코어가 뭐예요

손가락의 움직임에도 관여할 정도로 몸의 중심축에 해당하는 매우 중요한 근육입니다. 위치는 복부 주변이라 생각하면 되는데요. 쉽게 이야기하면 뒤에서 갑자기 누군가가 배를 껴안았다고 가정했을 때 쫙 움츠러드는 근육, 그 부위가 코어라고 생각하면 됩니다. 코어 부위가 약해지면 척추를 보호하는 근육들의 힘이 약해지므로 허리가 약해지고 몸의 하중을 그대로 무릎과 발목이 받기 때문에 건강한 생활에 치명적인 영향을 입게 됩니다.

옆구리 살을 빼려면 사이드 크런치를 해야 하나요

헬스장을 가보면 한손에 중량의 바벨이나 역기를 들고 옆으로 몸을 굽히는 운동을 하는 사람들이 있죠. 머릿속에는 옆구리 살을 뺀 잘록한 허리 라인을 기대하며 그 운동을 하겠지만 잘록한 옆구리를 원한다면 절대 해서는 안 될 운동입니다. 허리 쪽에 근육이 붙어 오히려 허리가 두꺼워지기 때문에 잘록한 허리를 원한다면 중량을 빼고 옆으로 누워서 상체를 들어 올리는 운동을 권합니다.

스쿼트를 하는데 힙은 밋밋하고 앞벅지만 나와요

근육은 무게를 실은 운동을 해야 미세한 상처가 생기고 회복되는 과정을 거쳐 근육이 발달되는데 이때 단백질을 사용합니다. 상체의 무게가 엉덩이에 실려야 엉덩이 근육에 상처가 나며 회복되는 과정에서 힙이 커지게 됩니다. 그런데 잘못된 자세로 운동을 하면 엉덩이가 아닌 허벅지 앞쪽에 상체의 무게가 실려 허벅지 앞쪽이 발달되는 것이죠. 스쿼트는 젊고 건강한 몸을 만들기 위해 빠지면 안 될 운동입니다. 단 바른 자세를 잡는 것이 생각보다 쉽지는 않겠지만 바른 자세로 운동을 해야 합니다.

앞벅지가 나오는 것을 방지하는 스쿼트 자세는

❶ 상체를 세우며 앉는다.

❷ 앉을 때 무릎을 굽히며 앉지 말고 사타구니를 접으며 앉는다.

❸ 좌골(앉을 때 바닥에 닿는 뼈)을 둘러싼 엉덩이 근육이 늘어나도록 엉덩이를 뒤쪽으로 늘리고 운동자극을 반드시 느끼며 운동한다.

❹ 앉을 때 무릎이 앞으로 나가며 앉으면 안 된다.

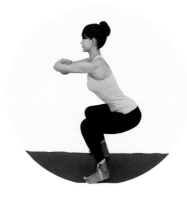

스쿼트를 할 때 앞벅지에 전혀 자극이 가지 않을 수는 없어요. 하지만 스쿼트는 엉덩이 운동이므로 엉덩이가 가장 먼저 최대한 운동이 되도록 실시합니다.

✦ ✦ ✦

엉덩이

모든 운동이 그렇지만 특히 엉덩이 운동은 반드시 늘어나는 엉덩이를 느끼며 운동을 해야 한다. 그렇지 않으면 무릎이 아프거나 허벅지 앞부분만 강화될 수 있으니 반드시 엉덩이가 운동되는 느낌을 가지고 운동에 임해야 한다.

골반을 풀어주는 스트레칭 1

몸의 토대라고 할 수 있는 골반은 경직된 자세로 굳어 있는 경우가 많다. 골반을 유연하게 만드는 스트레칭으로 운동 전에 골반의 긴장을 풀어주면 부상을 방지하고 운동 효과를 높일 수 있다.

운동횟수
좌우 15~20초씩
3세트

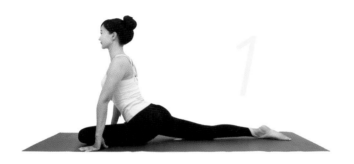

한쪽 다리는 무릎을 접어 앞에 놓고 나머지 다리는 뒤에 놓는다. 상체를 곧게 펴며 골반 주변을 누른다.

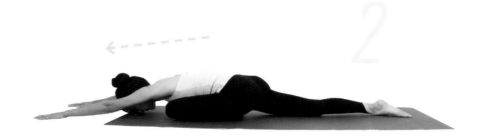

상체를 늘리며 앞으로 숙인다. 반대쪽 다리도 같은 방법으로 실시한다.

★ ★ ★

골반을 풀어주는 스트레칭 2

굳기 쉬운 골반 주변 근육을 스트레칭 하여 골반 주변의 혈액을 순환시키고 골반 내 생식기관을 활성화 시킨다. 또 골반 교정 효과도 있다.

운동횟수
15~20회씩
3세트

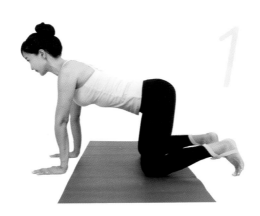

엎드려서 팔을 뻗어 바닥을 짚는다.

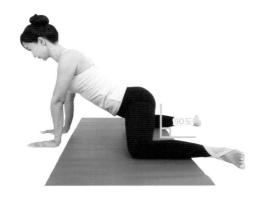

2

유연성만큼 다리를 벌려 무릎을 90도로 접
고 자신의 무게로 골반을 지그시 누른다.

3

계속 누르면서 위, 아래로 움직인다.

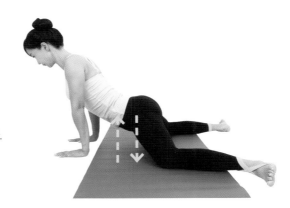

★ ★ ★

문 밀기 운동

엉덩이의 운동 느낌을 느낄 수 있는 운동이다. 운동 초보
자는 반드시 이 운동으로 엉덩이의 운동자극을 찾은 후
운동을 시작하기 바란다.

운동횟수
15~20회

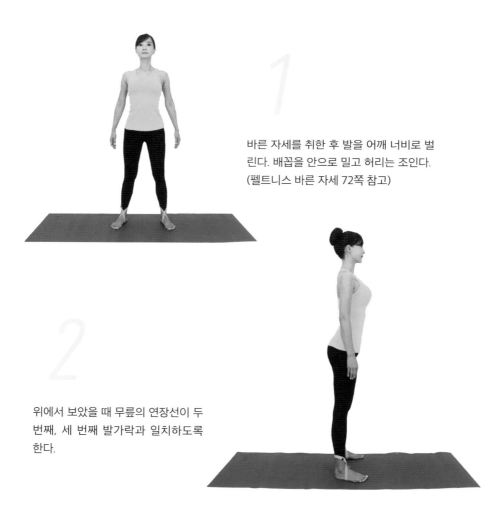

1

바른 자세를 취한 후 발을 어깨 너비로 벌
린다. 배꼽을 안으로 밀고 허리는 조인다.
(펠트니스 바른 자세 72쪽 참고)

2

위에서 보았을 때 무릎의 연장선이 두
번째, 세 번째 발가락과 일치하도록
한다.

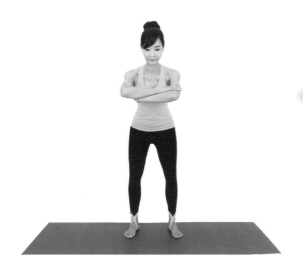

Tip

늘어나는 좌골 주변의 엉
덩이 근육을 반드시 느껴
야 한다.

3

엉덩이로 문을 연다 생각하며 엉덩이
를 뒤로 보낸다.

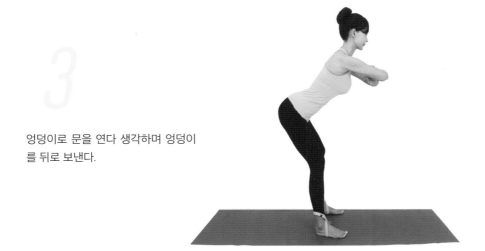

147

★ ★ ★

쌀 포대 운동

운동 초보자가 쉽게 할 수 있는 운동이다. 쌀 포대를 들었
다 놓으며 엉덩이를 단련할 수 있는 운동으로, 일상생활
을 하면서 쉽게 할 수 있다.

운동횟수
15~20회씩
3세트

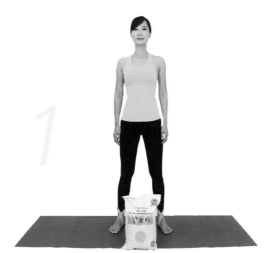

Tip
늘어나는 좌골 주변의 엉
덩이 근육을 반드시 느껴
야 한다.

자신에게 맞는 중량의 쌀 포대를 준비
하고 바른 자세로 선다. (펠트니스 바
른 자세 72쪽 참고)

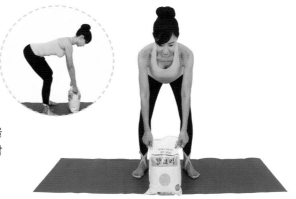

발을 어깨 너비로 벌려서 배에 힘을
주고 허리를 편 후 두 손으로 쌀을 잡
는다.

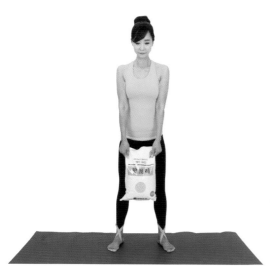

3

배에 힘을 꽉 주고 허리를 곧게 편 후
무릎을 굽혀서 쌀을 든다.

Tip

배를 쏙 넣고 허리 주변에
힘을 주면서 허리를 곧게
펴며 운동한다.

4

배의 힘으로 쌀 포대를 들어 올린 후
쌀이 바닥에 닿지 않도록 천천히 내린
다. 다시 배에 힘을 주고 허리를 곧게
편 후 무릎을 굽혀 쌀 들어 올리기를
반복한다.

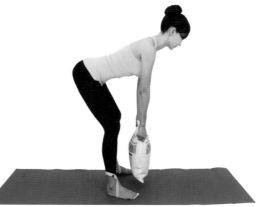

★ ★ ★

기본 스쿼트

엉덩이 운동에서 스쿼트는 빠질 수 없다. 모두 알고 있는 운동이지만 의외로 제대로 하기 힘든 운동이다. 엉덩이 근육이 빈약하다면 추천하는 운동이다.

운동횟수
15~20회씩
3세트

Tip

절대 무릎으로 앉는다고 생각하지 않는다. 사타구니를 접으니 무릎이 따라서 접힌다고 생각을 하며 운동을 하자.

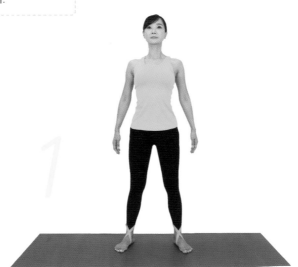

다리를 골반 너비로 벌리고 바른 자세로
선다. (펠트니스 바른 자세 72쪽 참고)

150

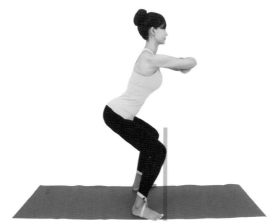

2

사타구니를 접으며 천천히 앉는다. 이때
무릎이 발가락과 같은 위치에 놓이도록
한다.

3

바닥과 평행이 될 때까지 상체를 세우고
앉는다. 무릎이 발 앞으로 나오지 않도록
좌골을 둘러싼 엉덩이의 자극을 느끼는
데 집중한다. 상체를 세우며 배의 힘으로
일어난다.

★ ★ ★

와이드 스쿼트

한국 여성의 대부분이 허벅지 안쪽 근육의 약화로 안짱다리나 밋밋한 엉덩이 라인을 가지고 있다. 이 운동으로 허벅지 안쪽 근육을 강화시켜 골반을 안정시키고 입체적인 엉덩이 라인을 만들 수 있다.

운동횟수
15~20회씩
3세트

> **Tip**
> 상체가 앞으로 기울어지지 않게 하며 엉덩이 옆쪽의 자극을 느낀다.

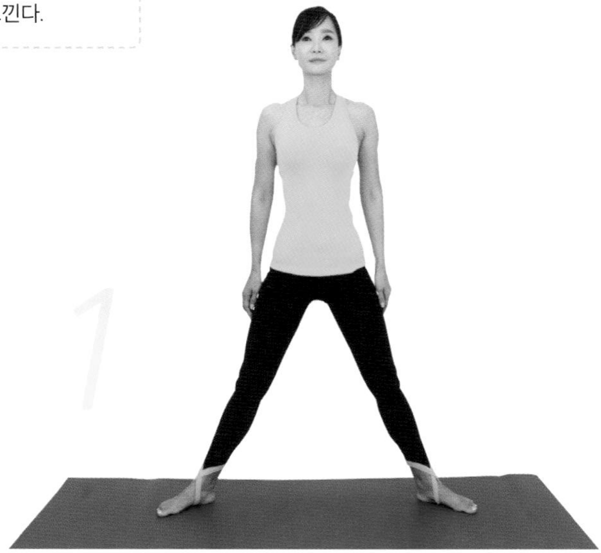

1

바른 자세로 서서 발끝을 바깥쪽으로 향하게 하여 발을 넓게 벌린다.
(펠트니스 바른 자세 72쪽 참고)

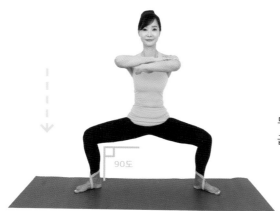

2

무릎을 발끝 방향과 맞추며 90도로 굽힌다.

3

상체를 세우며 배의 힘으로 일어난다.

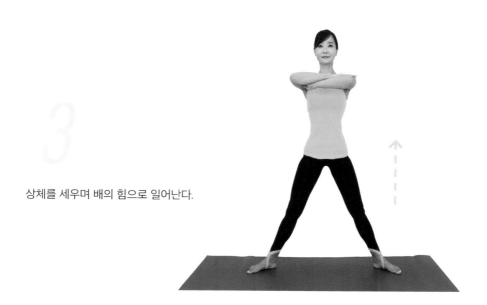

★ ★ ★

브릿지

아침에 일어나서 밤에 잠들기 전 잠자리에서 습관처럼 해 주면 젊고 건강한 몸을 만들 수 있다. 엉덩이의 모양을 예 쁘게 할 뿐만 아니라 케겔 운동, 괄약근 운동으로 요실금 과 여성 기관 강화에 좋은 운동이다.

운동횟수
15~20회씩
3세트

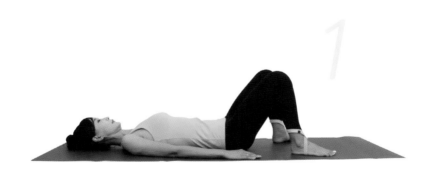

바닥에 누워 발을 골반 너비로 벌리고 무릎
을 세운다.

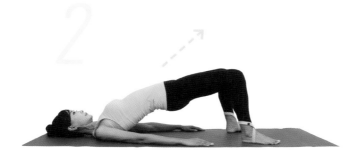

호흡은 후~하고 내뱉으며 괄약근과 엉덩
이에 동시에 힘을 주고 골반을 사선으로
올린다.

Tip

허리를 과도하게 꺾지 않
는다.

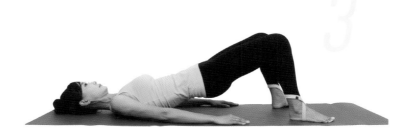

윗부분의 척추 뼈부터 차례대로 바닥에
닿게 하여 골반을 내리며 제자리로 돌아
온다.

다리 사이 페트병 운동

엉덩이의 모양을 예쁘게 할 뿐만 아니라 O나 X자 다리를 개선하여 다리가 예뻐지고 하반신이 날씬해진다. 요실금을 해소하고 골반 교정이 된다. 생리통 완화, 생리불순, 갱년기, 불면증 등에 좋다.

운동횟수
10회씩
3세트

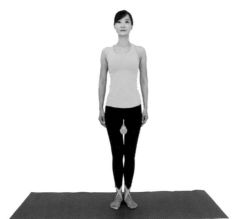

페트병에 물을 반만 넣고 허벅지 약간 아래에 페트병을 둔다. 배와 엉덩이에 힘을 준다. 발끝은 사선을 향한다.

뒤꿈치를 10번 올렸다 내린다. 뒤꿈치를 올린 순간 무릎 뒤쪽에 힘을 주며 페트병 뒤쪽 부분을 찌그러트린다. 10번째 때 10초 동안 뒤꿈치를 들고 자세를 유지한다.

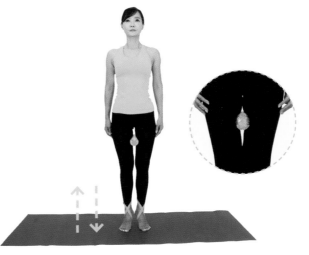

✶ ✶ ✶

다 리

다리 근력 운동 후 스트레칭과 혈액 순환 운동을 실시하면 근육이 도드라지지 않고 매끈한 라인으로 정리되어 늘씬한 다리를 가질 수 있다. 매끈하고 탄력 있는 다리 라인을 만들 수 있는 손쉬운 근력 운동과 혈액 순환 운동을 해보자.

$$\bigstar \bigstar \bigstar$$

앞벅지 스트레칭

허벅지 안쪽 살을 쫙 빼주어 허벅지 안에 빈 공간을 만들어 준다. 배꼽을 쏙 밀어 넣고 허벅지 안쪽의 자극을 느끼면서 수시로 해주면 좋다.

운동횟수
좌우 10~20초씩
3세트

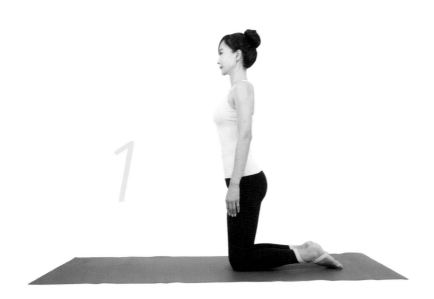

바닥에 무릎을 대고 선다.

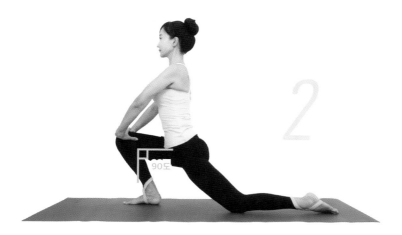

한쪽 다리는 90도로 무릎을 접어 앞에 두고 반대쪽 다리를 뒤로 보내어 무릎을 바닥에 댄다.

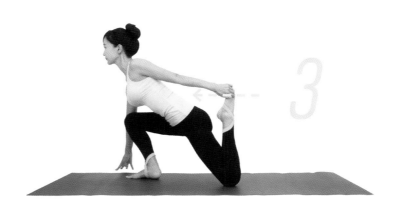

뒤로 보낸 발을 한쪽 손으로 잡고 발을 몸쪽으로 가깝게 당기며 10~20초 동안 앞벅지를 스트레칭 한다. 반대쪽 다리도 같은 방법으로 실시한다.

★ ★ ★

다리 뒤쪽 스트레칭

허벅지 뒤쪽이 울퉁불퉁하다면 이 운동을 빠지지 말고 해 주자. 아침과 저녁 특히 일과가 끝난 밤에, 잠을 자기 전에 잠자리에서 하면 다리 부종과 혈액 순환에 좋은 효과를 느낄 수 있다.

운동횟수
좌우 15~20초씩
3세트

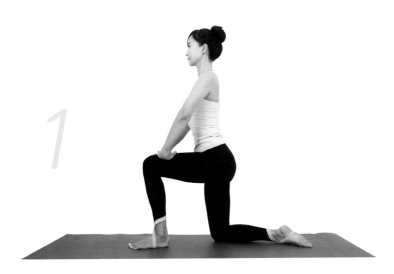

바닥에 한쪽 무릎을 대고 선다.

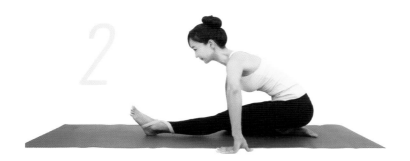

한쪽 다리를 앞으로 뻗고 반대 무릎은 접어 가
슴을 펴고 앉는다.

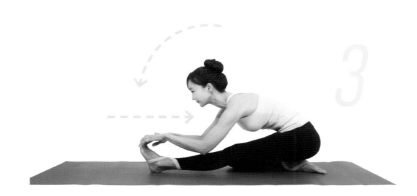

허리를 굽히며 발끝을 잡아당겨 다리 뒤쪽이
스트레칭 되는 것을 느낀다. 반대쪽 다리도 같
은 방법으로 실시한다.

발차기

오래 서 있어야 하는 직업을 가진 사람이나 혈액 순환이 좋지 않아 다리 부종을 가진 사람들에게 좋은 운동이다. 매끈한 다리 라인을 만들고 혈액 순환에 좋다. 자주 해주면 좋다.

운동횟수
좌우 15~20회씩
3세트

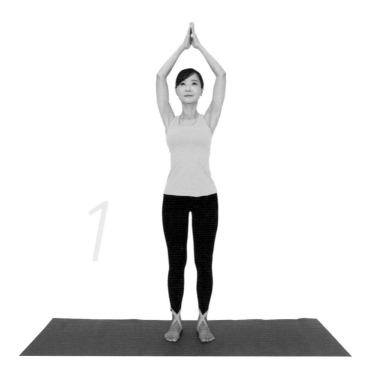

바른 자세로 서서 팔을 머리 위로 들어 손바닥으로 마주 댄다. (펠트니스 바른 자세 72쪽 참고)

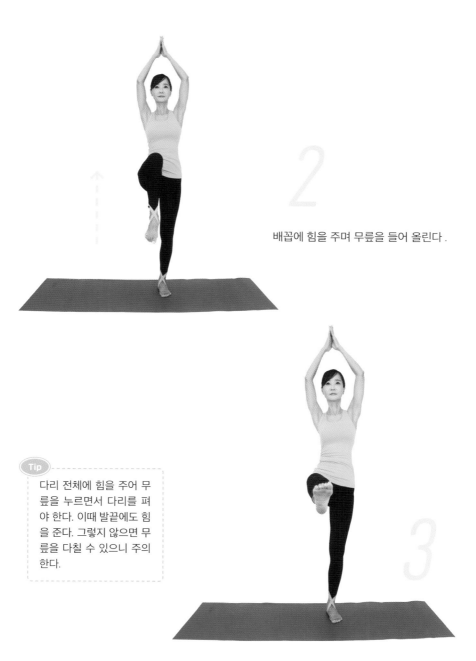

배꼽에 힘을 주며 무릎을 들어 올린다 .

Tip

다리 전체에 힘을 주어 무
릎을 누르면서 다리를 펴
야 한다. 이때 발끝에도 힘
을 준다. 그렇지 않으면 무
릎을 다칠 수 있으니 주의
한다.

허벅지에 힘을 주며 무릎을 누르면서 곧
게 편 발끝을 쭉 뻗는다. 반대쪽도 같은 방
법으로 실시한다.

★ ★ ★

앉아서 허벅지 비틀기 운동

두꺼운 허벅지 때문에 고민인 사람에게 추천하는 운동이
다. 오랜 시간 의자에 앉아 있는 사람들이 손쉽게 할 수
있는 운동으로 두꺼운 허벅지의 고민을 해결할 수 있다.

운동횟수
좌우 15~20회씩
3세트

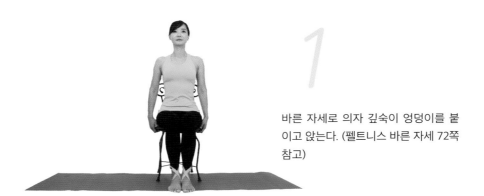

1

바른 자세로 의자 깊숙이 엉덩이를 붙
이고 앉는다. (펠트니스 바른 자세 72쪽
참고)

2

배에 힘을 주며 다리를 들어 올려 발
목을 90도로 꺾어 발끝이 최대한 몸
쪽으로 향하게 한다.

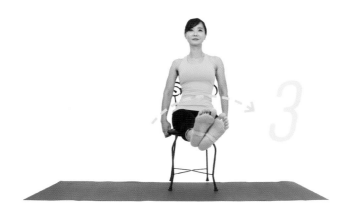

양발 끝을 왼쪽으로 45도 회전시킨다. 이
때 의식적으로 허벅지를 긴장시킨다.

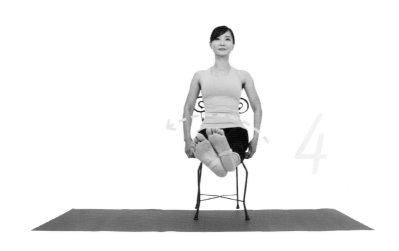

양발 끝을 오른쪽으로 45도 회전시킨다.
의식적으로 허벅지를 긴장시킨다.

★ ★ ★

앉아서 허벅지 털기 운동

허벅지 비틀기 운동을 하고 나서 하면 더욱 좋다. 하체를 순환시켜 대사를 좋게 하여 다리의 붓기 제거에 좋다. 틈틈이 해준다.

운동횟수
좌우 15~20회씩
3세트
중간 휴식
30초

Tip
배꼽을 쏙 넣고 바른 자세로 앉는다.

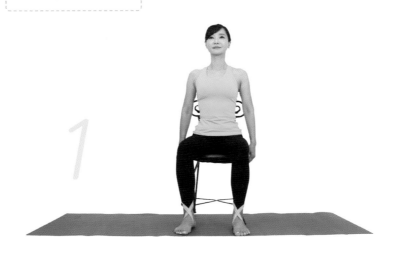

바른 자세로 앉아 무릎을 골반 너비로 벌리고 다리의 긴장을 푼다.
(펠트니스 바른 자세 72쪽 참고)

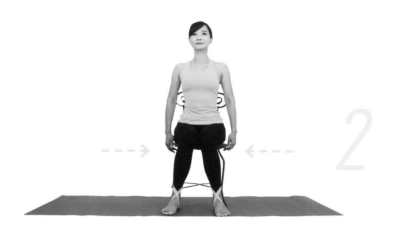

무릎을 가까이 한다.

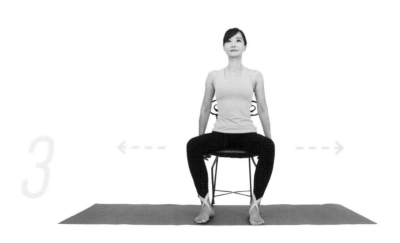

무릎을 멀리 한다. 무릎을 가까이 했다 멀
리하는 동작을 빠르게 반복하여 허벅지
근육의 진동을 느낀다.

옆으로 누워서 한쪽 다리 들기 운동

아침과 저녁 잠자리에서 혹은 텔레비전를 볼 때 하면 좋다. 허벅지 안쪽의 자극을 느끼며 수시로 해주면 매우 좋은 효과를 볼 수 있는 운동이다.

운동횟수
좌우 15~20회씩
3세트
중간 휴식
30초

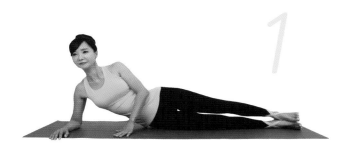

가슴을 세우고 한쪽 팔꿈치로 상체를 지지하며 몸이 일직선이 되도록 옆으로 눕는다.

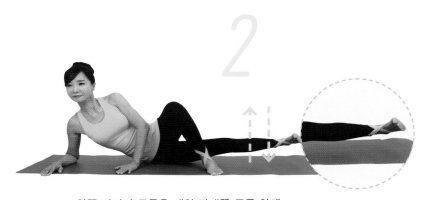

한쪽 다리의 무릎을 세워 반대쪽 무릎 앞에 놓고 바닥에 댄 다리의 허벅지에 힘을 주며 올린다. 바닥에 댄 다리의 허벅지에 힘을 주며 내린다. 이때 바닥에 완전히 놓지 않는다. 반대쪽도 같은 방법으로 실시한다.

★ ★ ★

허벅지 살 타파! 허벅지 누르기 운동

앞벅지가 발달한 체형이라면 자주 해주면 좋다. 특히 스쿼트 후 앞벅지가 발달하지 않도록 하기 위해서 꼭 해야 한다.

운동횟수
15~20회씩
3세트

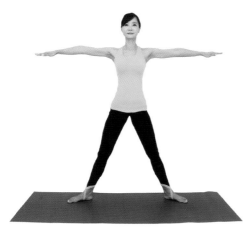

1

바른 자세로 서서 양팔을 가슴 라인에 맞춰 들고 다리를 넓게 벌린다. 허벅지 안쪽의 긴장을 계속 유지하며 무릎을 누른다. (펠트니스 바른 자세 72쪽 참고)

2

양 발뒤꿈치는 세운다. 이때 무릎은 완전히 펴지 않는다.

★ ★ ★

뭉친 다리 전체를 풀어주는 다리 털기 운동

엘리베이터를 기다리거나 신호등을 기다릴 때 언제 어디서나 할 수 있는 운동으로, 날씬하고 예쁜 다리를 가질 수 있다. 어렵지 않고 수시로 할 수 있기에 남의 시선에 신경 쓰지 말고 하자.

운동횟수
좌우 15~20회씩
3세트
중간 휴식
30초

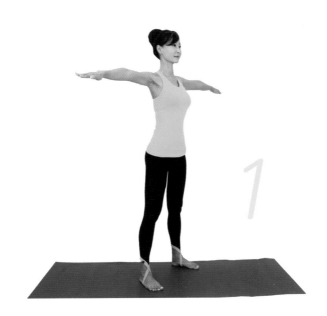

바른 자세로 다리를 골반 너비로 벌리고
선다. (펠트니스 바른 자세 72쪽 참고)

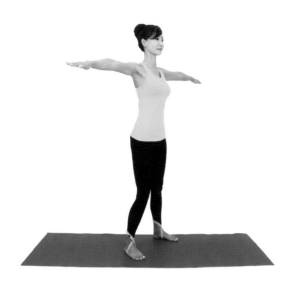

2

한쪽 무릎을 살짝 굽힌다.

Tip
다리의 속근육을 꽉 잡고
실시한다. 속근육을 잡지
않고 덜렁거리는 채로 무
릎을 펴면 무릎이 아플 수
있으니 무릎을 과하게 펴
지 않는다.

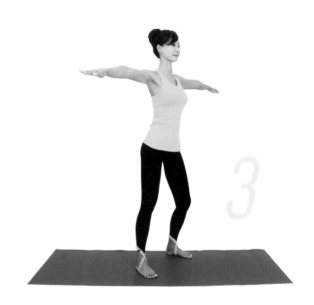

3

반대쪽 무릎을 교대로 살짝 굽힌다. 좌우
교대로 빠르게 실시한다.

★ ★ ★

계단 운동

우리는 하루에도 몇 번씩 계단을 이용한다. 그럴 때마다 잠시 시간을 내어 계단에서 운동을 하자. 이 운동을 수시로 하면 매끈한 종아리를 가질 수 있을 뿐만 아니라 아킬레스건도 강해진다.

운동횟수
15~20회씩
3세트

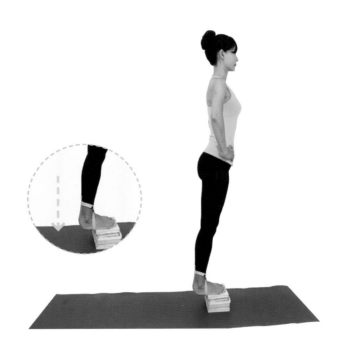

발을 골반 너비로 벌리고 바른 자세로 계단 끝에 발 앞쪽만 대고 선다. 발뒤꿈치를 아래로 내리며 아킬레스건과 종아리를 늘린다. 힘을 풀며 제자리로 돌아온다.
(펠트니스 바른 자세 72쪽 참고)

누워서 수건 운동

편하게 누워서 수건 한 장만 있으면 충분한 운동이다. 종아리뿐만 아니라 무릎과 다리 라인이 예뻐질 수 있는 고마운 운동이다. 어렵지 않은 운동이니 수시로 해주자.

운동횟수
좌우 15~20회씩
3세트
중간 휴식
30초

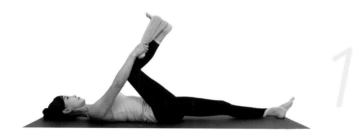

편하게 누워서 한쪽 발을 든다. 한쪽 발밑에 수건을 걸고 양손으로 수건을 잡는다. 그 상태로 무릎을 접는다.

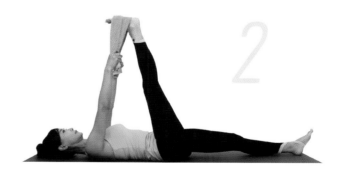

무릎을 곧게 편다. 반대쪽도 같은 방법으로 실시한다.

★ ★ ★

의자 운동 1

하루 대부분의 시간을 보내는 의자에 앉아 운동을 해보자. 이 운동은 다리 라인뿐만 아니라 뱃살 제거와 코어 근육 강화에도 좋은 운동이다. 생각이 날 때마다 자주자주 해주자.

운동횟수
좌우 15~20회씩
3세트

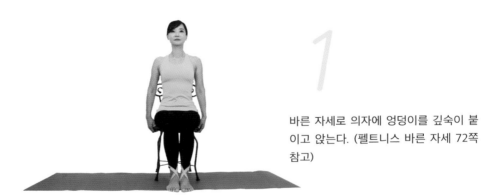

1

바른 자세로 의자에 엉덩이를 깊숙이 붙이고 앉는다. (펠트니스 바른 자세 72쪽 참고)

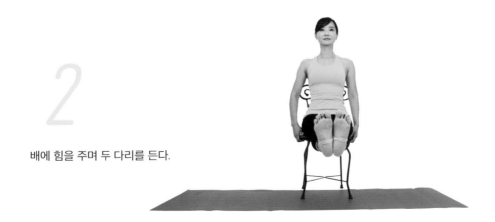

2

배에 힘을 주며 두 다리를 든다.

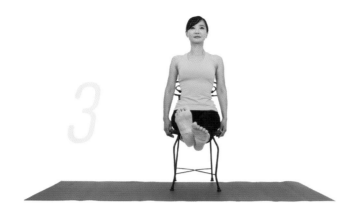

한쪽 발은 몸쪽으로, 다른 발은 바깥쪽으
로 발끝이 향하도록 발목을 꺾는다.

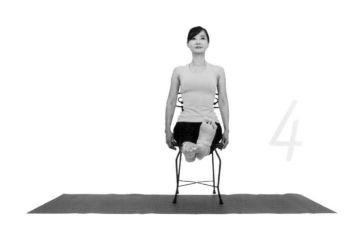

반대 발은 몸쪽으로, 다른 발은 바깥쪽으
로 발끝이 향하도록 발목을 꺾는다.

★ ★ ★

의자 운동 2

◇◇

의자에 앉아서 할 수 있는 운동으로, 배의 힘으로 다리를 들어 올리기 때문에 탄력 있는 배까지 덤으로 얻을 수 있다. 틈틈이 해주면 더욱 효과를 얻을 수 있다.

운동횟수
15~20회씩
3세트

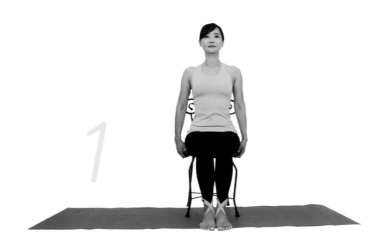

바른 자세로 의자에 엉덩이를 깊숙이 붙이고 앉는다. (펠트니스 바른 자세 72쪽 참고)

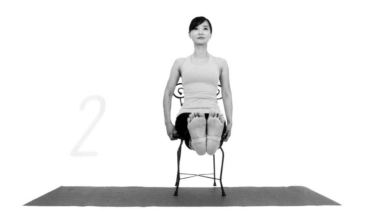

배에 힘을 주며 두 다리를 든다.

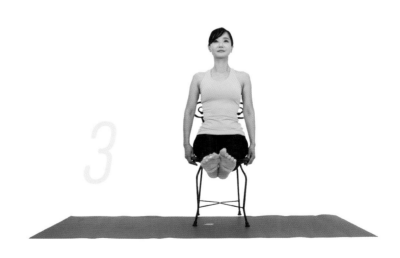

양쪽 발을 함께 몸쪽으로 발끝이 향하도
록 발목을 꺾었다가 바깥쪽으로 늘린다.

★★★
의자 운동 3

의자에 앉아서 하는 운동은 복잡하지 않기 때문에 수시로 해줄 수 있다는 장점이 있다. 이 운동을 하다보면 다리의 혈액 순환이 좋아져 다리의 부종을 줄일 수 있다. 이 운동을 할 때 무릎을 곧게 펴고 실시한다.

운동횟수
좌우 15~20회씩
3세트

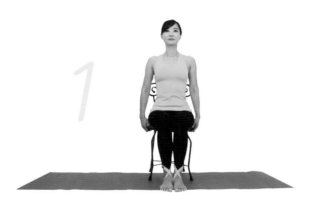

바른 자세로 의자에 엉덩이를 깊숙이 붙이고 앉는다. (펠트니스 바른 자세 72쪽 참고)

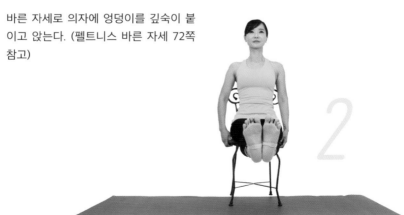

배에 힘을 주며 두 다리를 든다.

178

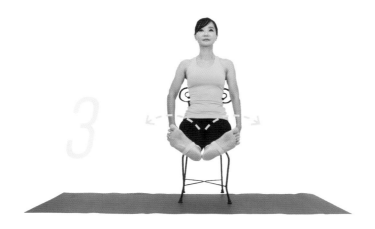

양쪽 발이 각각 바깥쪽 사선으로 향하게
발목을 몸쪽으로 꺾는다.

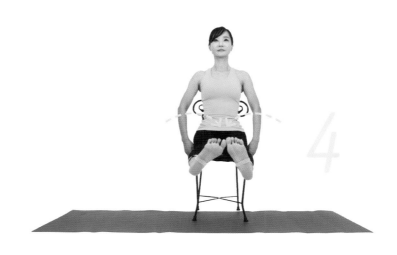

양쪽 발을 서로 붙이고 발꿈치를 바깥쪽 사
선으로 향하게 발끝을 몸쪽으로 꺾는다.

무릎 누르기 운동

미니스커트 아래로 드러나는 예쁘고 탄력 있는 무릎을 위한 운동이다. 센스 있는 여성의 필수 운동이다. 아침과 저녁 잠자리에서 꾸준히 실시하면 평생 예쁜 무릎을 가질 수 있다.

운동횟수
15~20회씩
3세트
중간 휴식
10초

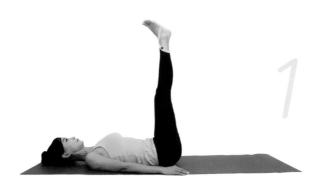

편하게 누워 양다리를 90도로 올린다. 배꼽을 밀어 넣어 허리가 바닥과 뜨지 않도록 한다.

Tip
반드시 무릎 근육에 작용하는 운동자극을 느껴야 한다.

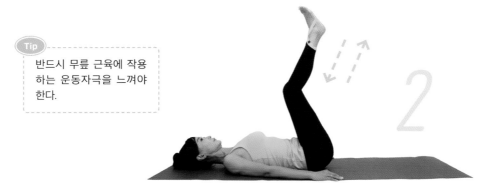

무릎 근육을 느끼며 양쪽 무릎을 접었다가 무릎을 눌러 다시 편다.

무릎 차기 운동

무릎 누르기 운동을 한 후 이어서 해주면 효과가 더욱 좋다. 무릎의 통증 완화뿐만 아니라 예쁜 무릎을 가질 수 있어 수시로 해주면 좋다.

운동횟수
좌우 15~20회씩
3세트
중간 휴식
10초

Tip
허리를 바닥에 꼭 붙여 떨어지지 않도록 한다.

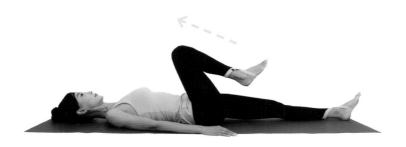

편하게 누워서 한쪽 다리를 접는다.
접었던 다리를 바닥에 탁 내려놓으며
반대쪽 다리를 접는다.

Tip
다리 전체의 속근육을 잡고 무릎을 누르며 무릎의 느낌을 잡는다.

★ ★ ★

허공 자전거 타기 운동

허공을 향해 뻗은 다리로 자전거를 타듯이 굴려주는 운동이다. 다리에 혈액 순환이 골고루 되어 부종을 예방한다. 이 운동은 잠자리에서 해주면 좋다.

운동횟수
30~50회씩
3세트
중간 휴식
30초

Tip
배의 힘이 운동 중 풀리지 않도록 주의한다.

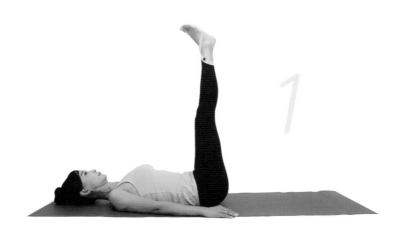

편하게 누워 양다리를 90도로 올린다. 배꼽을 밀어 넣어 허리가 바닥과 뜨지 않도록 한다.

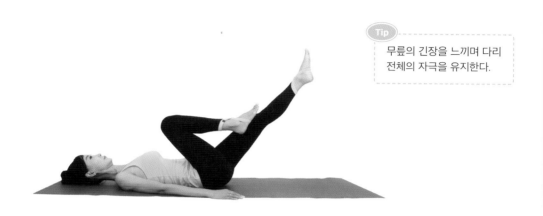

Tip

무릎의 긴장을 느끼며 다리
전체의 자극을 유지한다.

2

자전거를 타듯 양다리를 크게 돌린다.

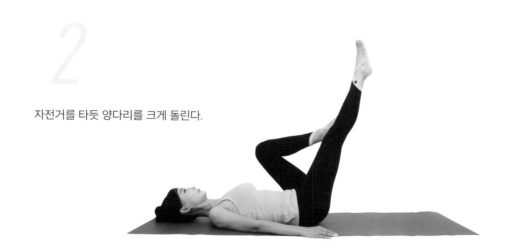

유튜브에서 화제! 브이라인 만들기 운동

10대에서 60대까지 효과를 본 많은 체험 후기로 운동 효과가 검증된 운동이다. 평소에 수시로 하면 좋다. 이 운동을 하면 턱밑 살을 제거하여 이중 턱을 없애고 브이라인과 작은 얼굴을 만든다. 또한 목주름을 없애고 처진 얼굴을 리프팅 한다.

운동횟수
20~30초씩
3세트
중간 휴식
10~15초

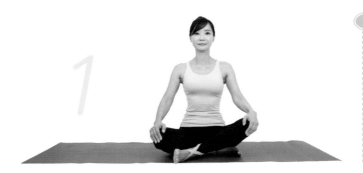

Tip
개인에 따라 스트레칭 지속 시간을 조절한다. 처음에는 시간을 짧게 지속하였다가 서서히 늘리도록 한다. 최대 30초를 넘지 않도록 한다. 동작 후 스트레칭을 충분히 해줌으로써 목의 부담을 줄인다.

가슴을 펴고 어깨를 내린다.

코로 숨을 들이마시며 턱을 하늘로 향해 든다. 목선이 늘어나는데 집중하고 또 집중한다. 단지 머리만 뒤로 젖히는 것이 아니라 배꼽부터 세로로, 가슴까지 길게 늘이면서 목선을 늘린다. 20~30초 동안 정지한다.

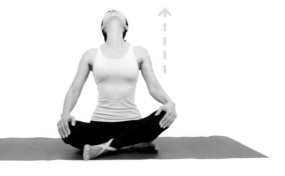

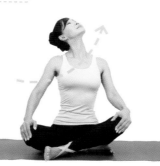

Tip 목 디스크 환자는 전문의
와 상의한 후 이 운동에 임
한다. 바른 자세로 짧은 시
간동안 무리 없이 진행하면
오히려 증상이 호전된다.

3

자세를 유지하며 턱을 왼쪽으로 돌리고
20~30초 동안 정지한다.

4

자세를 유지하며 턱을 오른쪽으로 돌리고
20~30초 동안 정지한다. 턱을 오른쪽과
왼쪽을 교대로 돌린다.

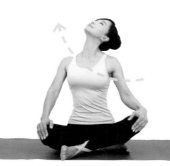

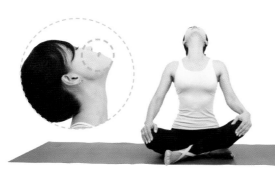

5

자세를 유지하며 아랫입술을 들어 윗입술
을 덮고 20초~30초 동안 정지한다.

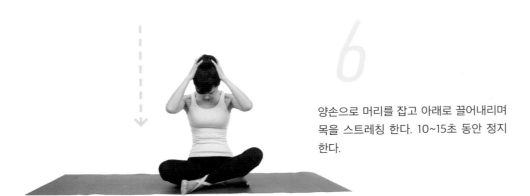

6

양손으로 머리를 잡고 아래로 끌어내리며 목을 스트레칭 한다. 10~15초 동안 정지 한다.

7

천천히 오른쪽, 왼쪽으로 머리를 크게 돌린다.

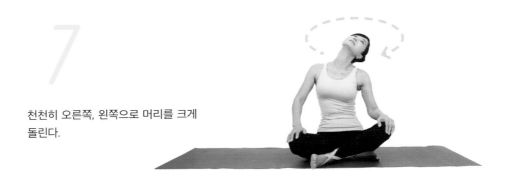

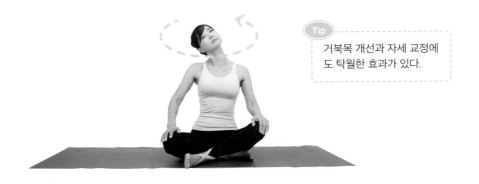

Tip

거북목 개선과 자세 교정에 도 탁월한 효과가 있다.

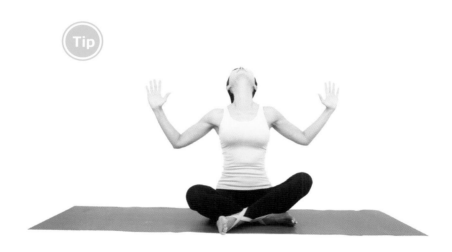

Tip

가슴을 펴고 양 팔꿈치를 접어 W자를 만든 후
운동을 실시하면 최대 효과를 얻을 수 있다.

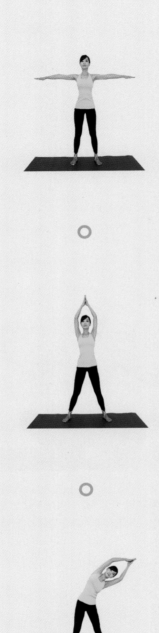

CHAPTER
03

나이는 숫자에
불과하다
늙지 않는 운동

12년 어려지는 운동

이제 120살을 사는 시대라 한다. 현재 4~50대의 평균 수명은 100살, 1~20대는 120살을 살게 된다고 한다. 그렇다고 반드시 120살까지 산다고 확답할 수는 없다. 다만 하루하루 발전해가는 건강정보와 의학기술, 건강에 딱 맞는 운동들을 볼 때 정말 그럴지도 모르겠다는 생각이 든다.

요즘 스트레스나 몸에 좋지 않다는 음식을 멀리하고 몸에 좋은 음식과 운동을 통해 적극적으로 몸을 관리하는 사람이 늘다보니 아줌마, 아저씨라는 호칭이 없어져 가듯이 할머니, 할아버지라는 호칭도 없어지지 않을까. 나이는 먹어도 늙지는 말자. 어차피 한 번 사는 인생인데 보다 아름답고 건강하고 활기차게 살아가자.

12년 어려지는 운동의 간단한 비밀

아주 간단한 원리인데 의외로 모르고 지나치는 경향이 있다. 이 원리를 알고 운동한다면 운동 효과는 더욱 좋을 것이다. 원리 자체는 간단하다. 바로 몸의 순환이다. 몸을 움직여야 한다. 우리는 생존을 위해 음식을 먹는다. 우리가 먹은 음식물은 분해되어 영양소는 혈액으로 운반된다. 그래서 피의 흐름이 멈추면 죽는다. 젊고 건강한 몸은 피의 순환이 활발하다.

운동을 강조하는 이유도 우리가 먹은 음식물의 영양소를 활발한 피의 순환으로 몸속 구석구석 운반하기 위함이다. 건강한 젊음을 간직할 수 있기 때문이며 대사가 활발한 몸은 살이 잘 찌지 않기 때문이다. 운동은 좋은 것이지만 연령에 따라 피해야 할 운동이 있고 해야 할 운동이 있다.

늙지 않는 몸을 만들기 위해서 어떤 운동을 해야 할까

몸에 익숙하지 않은 운동을 해야 한다. 잘 움직이지 않는 근육을 찾아내서 운동을 시켜야 한다. 우리 몸의 근육 수는 650개 정도로 그중 골격근은 뼈에 붙어 몸을 움직이는 작용을 하는데, 일상생활에서 쓰이는 근육은 한정되어 있고, 피로도가 계속 쌓이지만 잘 사용되지 않거나 거의 사용하지 않는 근육도 있다.

'12살 어려지는 운동'이라는 별명을 가지고 있는 이 책의 운동들은 생각처럼 잘 되지 않는다. 왜냐하면 의식적으로 노력하지 않으면 평상시에 거의 사용되지 않는 근육들만 골라내어 운동시키기 때문이다. 그래서 포기하는 경우가 많다. 하지만 안타깝게도 젊고 건강함을 지키기 위해서 이 운동은 선택이 아닌 필수라는 점이다.

★ ★ ★

늙지 않고
매력적인
여성 운동

척추가 기둥이라면 골반은 땅이다. 땅이 기울어지면 기둥
은 무너진다. 좌, 우 골반은 상, 하, 전, 후의 균형이 잘 맞
아야 아름다운 몸매를 만들 수 있다. 또한 골반 안에는 여
성의 노화와 매력에 중요한 역할을 하는 생식기관이 자리
잡고 있기 때문에 골반 교정 운동과 골반저근 및 골반 주
변 근육의 강화 그리고 생식기관의 혈액 순환 운동을 반
드시 해야 한다. 지금부터 늙지 않는 매력적인 여자를 만
드는 골반 주변 운동을 소개한다.

★ ★ ★

골반 그네 운동 (PV 1, 2)

케겔 운동을 병행하는 골반 교정 운동으로 골반저근을 강화하고 전후 골반 교정 효과 및 부부관계 개선 그리고 요실금에도 좋다. 복식 호흡과 병행하여 뱃살 제거에도 좋다.

운동횟수
15~20회씩
3세트
중간 휴식
10초

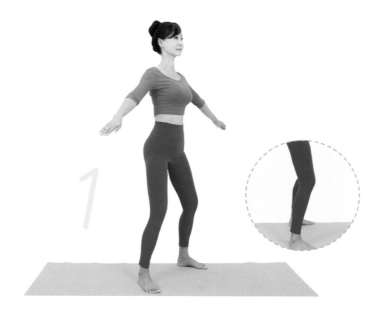

다리를 골반 너비로 벌리고 무릎을 살짝 굽히고 선다.

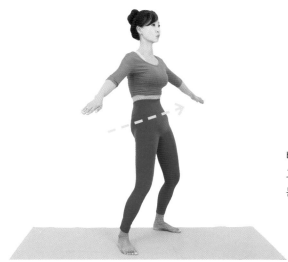

배를 안으로 밀어 넣으며 입으로 후~ 내쉬고 골반을 앞으로 끌어올리며 질, 요도, 항문을 강하게 수축시킨다.

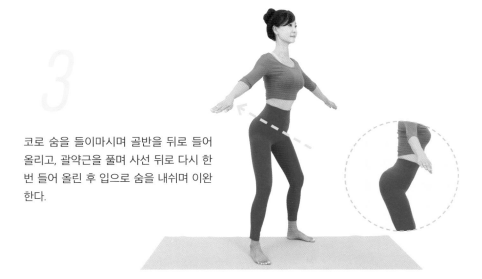

코로 숨을 들이마시며 골반을 뒤로 들어올리고, 괄약근을 풀며 사선 뒤로 다시 한 번 들어 올린 후 입으로 숨을 내쉬며 이완한다.

골반을 부드럽게 만드는 운동 (PV 3, 4)

평소에 쓰지 않는 골반 주변 근육을 훈련시키며 상하 골반의 교정 효과도 있다. 상체가 움직이면 허리를 움직이게 된다. 최대한 허리의 힘이 아닌 골반의 힘으로 동작을 할 수 있도록 하며 허리를 쓰지 않는다.

운동횟수
좌우 15~20회씩
3세트
중간 휴식
10초

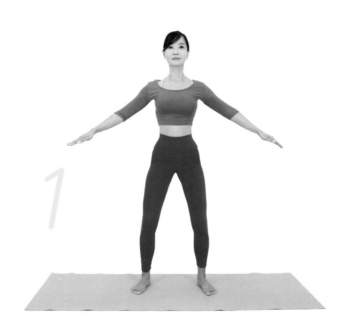

다리를 골반 너비로 벌리고 무릎을 살짝 굽히고 선다.

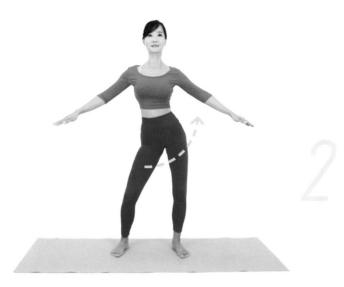

오른쪽 골반을 위로 올린다.

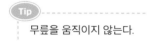

Tip

무릎을 움직이지 않는다.

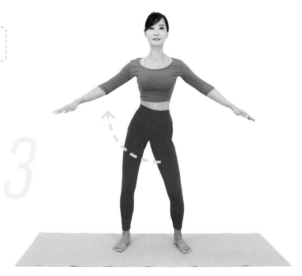

왼쪽 골반을 위로 올린다.

골반 롤링 운동 (PV 1, 2, 3, 4)

앞에서 한 운동 PV 1, 2와 PV 3, 4를 합친 동작으로 부드 럽게 연결하여 골반으로 동그란 원을 그리면서 롤링해 주 는 운동이다. 골반이 유연해지고 부드러워지면서 몸이 어 려지는 효과를 얻을 수 있다.

운동횟수
15~20회씩
3세트
중간 휴식
10초

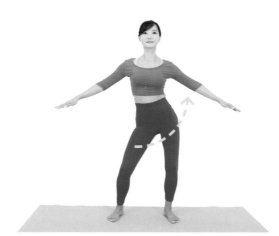

1

오른쪽 골반을 위로 올린다. (PV 3, 4)

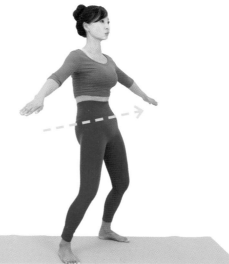

2

괄약근을 조이며 골반을 앞으로 끌어 올린다. (PV 1, 2)

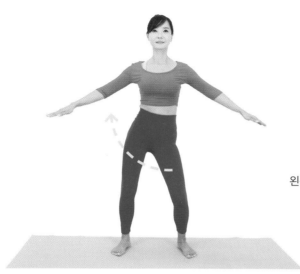

3

왼쪽 골반을 위로 올린다. (PV 3, 4)

4

괄약근을 풀며 골반을 사선 뒤로 들어 올리며 이완시킨다. 1~4를 반복한다.

★ ★ ★

골반 8자 그리기 운동 (PV 8)

앞의 운동으로 골반을 유연하게 한 후 이 운동을 해주면 골반이 더욱 유연해지며 아름다운 자태를 가질 수 있다. 처음에는 어려울 수 있지만 꾸준히 하면 누구나 할 수 있는 동작이며 특히 여성에게 반드시 필요한 운동이다.

운동횟수
좌우 15~20회씩
3세트
중간 휴식
10초

Tip
허리를 쓰지 않는다. 상체가 움직이면 허리를 움직이게 된다. 최대한 허리의 힘이 아닌 골반의 힘으로 동작을 할 수 있도록 한다.

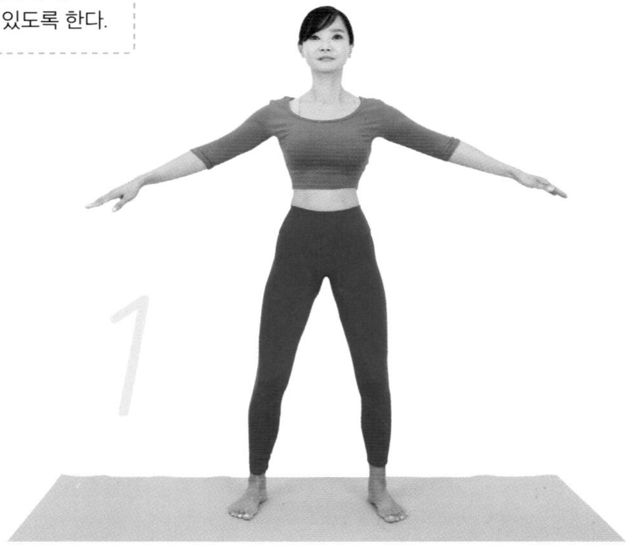

다리를 골반 너비로 벌리고 무릎을 살짝 굽히고 선다.

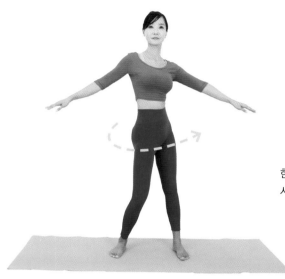

2

한쪽 골반을 앞으로 돌리고 돌린 골반을
사선 앞으로 민다.

3

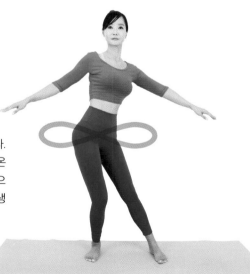

사선 앞으로 민 골반을 다시 뒤로 돌린다.
이때 괄약근을 조이며 중앙으로 끌고 온
다. 반대쪽도 같은 방법으로 한다. 골반으
로 바닥에 옆으로 누운 8자를 그린다는 생
각으로 진행한다.

★ ★ ★

골반 털기 운동(HSM)

허리를 쓰지 않는다. 상체가 움직이면 허리를 움직이게
된다. 최대한 허리의 힘이 아닌 골반의 힘으로 동작을 할
수 있도록 해야 한다.

운동횟수
좌우 15~20회씩
3세트
중간 휴식
10초

Tip
괄약근의 힘을 풀지 않
는다.

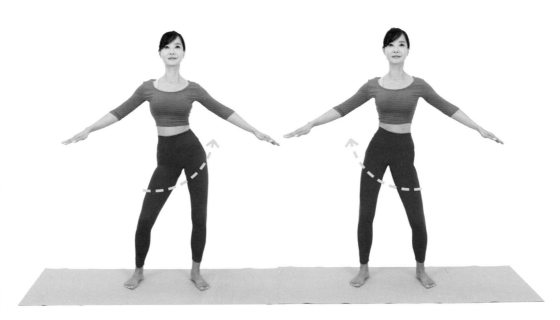

오른쪽과 왼쪽 골반을 번갈아 위로 올리는 동작
을 빠르게 반복한다.

Tip
무릎을 움직이지 않는다.

바른 걷기 자세가 궁금합니다

❶ 가슴을 펴고 견갑골을 모은다.

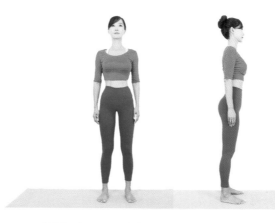

배꼽은 안으로 쏙 밀어 넣으며 코어에 힘을 준다.
어깨를 아래로 내리고 힘을 풀고 괄약근을 조인다.

❷ 팔꿈치를 접어 걸을 때 힘차게 앞뒤로 움직인다.

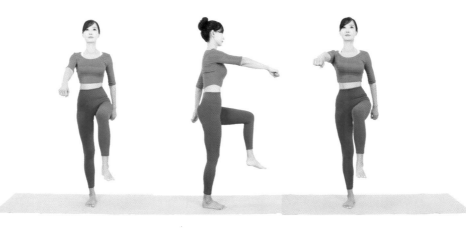

다리는 골반 너비로 벌리고 걷는다.
발가락은 사선 바깥쪽을 향한다.
코어에 힘을 주며 발소리가 안 나도록 사뿐사뿐 걷는다.

잠자리에서 하는 케겔 운동

골반저근이란 여성의 항문, 요도, 질을 옆에서 볼 때 마치 해먹처럼 받치고 있는 근육을 말하며, 펠빅플로어라고도 불린다. 골반저근은 출산, 노화 그리고 하반신을 잘 사용하지 않는 잘못된 생활 패턴으로 인해 나이에 관계없이 약해진다.

약해진 골반저근은 부부관계에 나쁜 영향을 줄 뿐 아니라 요실금, 빈뇨, 변실금, 변비, 생리증후군뿐만 아니라 요통과 어깨 결림까지 좋지 않은 영향을 줄 수 있다.

골반저근 운동 즉 케겔 운동을 꾸준히 실천하면 여성호르몬을 안정화시켜서 보다 젊고 매력적인 외모를 만들 뿐만 아니라 질이 늙어가는 것을 방지하고 골반 안에 혈액 순환이 원활하게 되어 여성의 생식기관이 젊어지고 몸이 따뜻해지며 면역력도 향상된다. 또한 하복부가 단련되기 때문에 아랫배도 날씬해진다.

운동횟수
15~20회씩
3세트
중간 휴식
10초

초보자는 이렇게 해요

모든 동작은 입으로 후~ 뱉으면서 생식기관과 항문을 조이고 코로 들이마실 때 힘을 푼다.

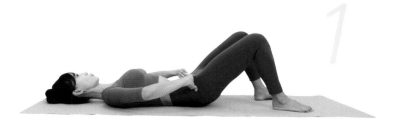

천정을 보고 무릎을 세워 다리는 골반 너비만
큼 벌린다. 항문과 요도를 함께 힘껏 조이고 5
초 동안 멈추었다가 힘을 푼다. 5회 반복하며
이때 배는 움직이지 않는다.

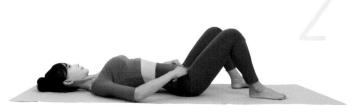

대변을 참듯이 항문만 조이고 5초 동안 멈추
었다가 힘을 푼다. 소변을 참듯이 요도를 조이
고 5초 동안 멈추었다가 힘을 푼다. 각각 5회
씩 반복한다.

익숙해지면 이렇게 해요

질을 아래에서 위 방향으로 끌어올려 5초 동안 멈추었다가 질 입
구부터 힘을 서서히 푼다. 5회 반복한다. 항문, 요도, 질이 각각 움
직이는 것이 익숙하도록 연습한다. 케겔 운동을 잠자리에서 아침,
저녁으로 연습한다면 하체 운동도 능숙해지고 외모 또한 매력적
으로 변할 것이다.

★ ★ ★

언제 어디서나 케겔 운동

케겔 운동은 언제 어디서나 눈치 채지 못하게 할 수 있는 아주 훌륭한 운동이다. '긴장하는 여자는 아름답다. 긴장하는 여자는 늙지 않는다.'를 언제나 생각하며 운동에 집중하자.

운동횟수
15~20회씩
3세트
중간 휴식
10초

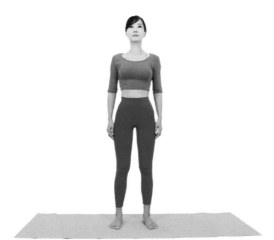

1

다리를 벌리고 바로 선 상태로 연습한다.

2

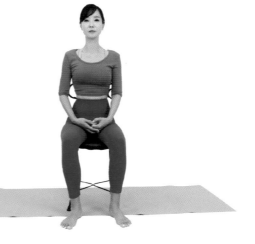

바르게 앉은 자세에서 다리를 자연스럽게 벌리고 연습한다.

잠자리 5분 운동 1

정수리에 있는 '백회'라는 부분은 여성 호르몬에 좋은 지압점이다. 이 부분을 지압하는 것으로도 여성 기능을 높이고 굽은 등을 펴며, 길고 날씬한 목선을 만들고 얼굴의 리프팅에도 효과가 좋은 스트레칭이다.

운동횟수
20~30초씩
3세트
중간 휴식
30초

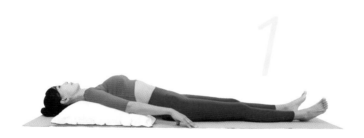

베개를 등에 대고 눕는다.

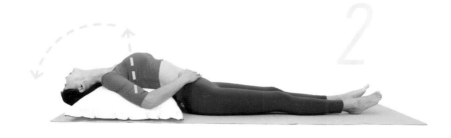

깊게 호흡을 들이마시며 가슴을 들어 베개 너머로 머리를 넘긴다. 호흡을 편하게 하며 목을 길게 늘인다.

잠자리 5분 운동 2

여성의 성기능과 관련이 깊은 갑상선이 강화되며 골반을 따뜻하게 한다. 처진 장기를 올려주어 아래 뱃살 제거에도 좋다.

운동횟수
20~30초씩
3세트
중간 휴식
20초

1

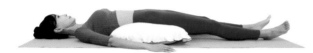

베개를 엉덩이에 받친다.

2

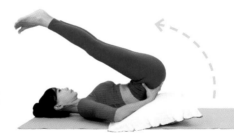

아랫배에 힘을 주며 손으로 허리를 받치고 다리를 든다.

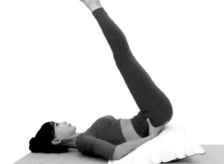

3

배에 힘을 주며 다리를 세우고 10~15초 동안 정지한다. 등부터 꼬리뼈까지 차례대로 천천히 닿게 하며 다리를 내린다.

★ ★ ★

잠자리 5분 운동 3

습관적으로 잠자리에서 하면 좋다. 골반을 교정하고 따뜻하게 하며 여성 호르몬을 안정시킨다. 허리 강화에도 좋다.

운동횟수
20~30초씩
3세트
중간 휴식
20초

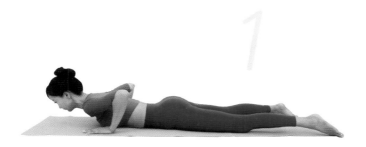

바닥에 손바닥을 짚고 엎드린다. 손바닥은 가슴 옆에 둔다.

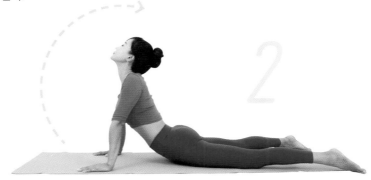

숨을 들이마시며 가슴부터 차례로 상체를 든다. 이때 턱을 위로 올려 목을 길게 늘려주고, 치골은 바닥에 붙이고 천천히 올라오며 스트레칭 한다.

★ ★ ★

잠자리 3분 골반 교정 운동

골반의 좌우 균형을 맞추고 골반 주변을 따뜻하게 하여 여성 기관의 기능을 높이고 허리 강화에도 도움을 준다. 아침, 저녁 잠자리에서 습관처럼 해주면 골반이 편해지고 골반통도 해소된다.

운동횟수
15~20회씩
3세트
중간 휴식
10초

> **Tip**
> 허리가 뜨지 않게 하며 무릎에 힘을 주어 골반이 움직이지 않도록 한다.

1

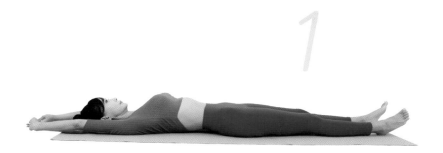

천정을 보고 똑바로 누워서 양팔을 위로 쭉 뻗어 머리 위에서 마주 잡는다. 이때 배꼽은 쏙 밀어 넣어 허리를 바닥에 붙이고, 무릎에 힘을 풀어 편안하게 한다.

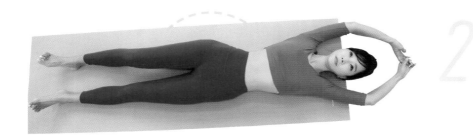

오른쪽 골반을 위로 끌어 올린다.

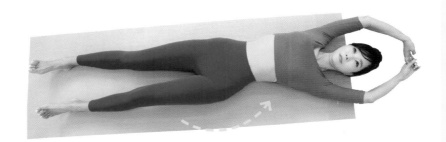

왼쪽 골반을 위로 끌어 올린다.

얼굴은 간판이다

잃지 말자! 볼 근육

아이의 얼굴과 노인의 얼굴을 비교해보자. 유독 눈에 띄는 차이점이 있는데 바로 팔자 주름이다. 만화에서 나이든 노인의 모습을 그릴 때는 단 두 획으로 20년은 늙어 보이게 할 수 있다. 그렇다면 나이 들어보이게 하는 팔자 주름을 어떻게 예방하고 펼 수 있을까?

바로 자세다. 우리 몸은 모두 연결되어 있기 때문에 굳어지고 짧아진 근육은 다른 근육을 당겨서 늘어지게 한다. 등이 굽어서 가슴 윗부분 근육이 짧아지면 얼굴은 아래로 잡아당기고 윗볼은 아래로 처지게 해서 팔자 주름을 만들게 한다.

아이의 얼굴을 보면 윗볼 부분이 동그랗게 위로 올라가 있다. 반면에 노인의 윗볼은 윗볼이라고 보이지 않게 아래로 처져서 팔자 주름을 깊게 만든다.

아이처럼 밝고 귀여운 인상의 12년 어린 얼굴의 비밀은 바로 윗볼 근육이 처지지 않도록 평소에 얼굴 근육 연습을 하는 것이다. 몸을 젊고 날씬하게 가꾸기 위해 운동을 해야 한다는 것은 다 아는데 얼굴 운동은 거의 하지 않고 있는 것이 사실이다. 물론 처음부터 잘 되지는 않겠지만, 12년 어려보이는 얼굴을 만들기 위해서는 윗입술을 광대로 들며 입꼬리를 올리고 대화하는 습관을 들이는 것이다.

포기 말자! 목주름

언젠가부터 목주름은 없앨 수 없다는 이야기가 있다. 결론은 없앨 수 있다. 얼굴이 팽팽해도 목에 주름이 있다면 안타까운 일이다. 또한 목주름은 나이에 상관없이 좋지 않은 자세 습관으로 인해서 어린 나이임에도 목주름이 고민인 친구들이 의의로 많다. 지금이라도 포기하지 말고 바로 시작하자.

근육과 대화하라는 말은 무슨 뜻이죠

'근육과 대화하라.' 제가 자주하는 말이죠. 이 말의 뜻은 운동되는 근육에 집중하고 운동되는 근육에게 물어보라는 말입니다. '너 운동되고 있니?'

운동되는 근육을 느끼지 않고 무작정 운동하는 것과 정확하게 운동 효과를 느끼면서 하는 운동의 결과는 정말 '하늘과 땅' 차이만큼 큽니다. 운동 전에 이 운동이 어느 부위의 운동인지를 정확하게 인지한 후 해당 부위를 강하게 느끼면서 운동하세요.

스쿼트를 하면 무릎이 약해지나요

정답은 '아니요'입니다. 스쿼트를 해서 무릎이 약해졌다는 사람들은 잘못된 자세가 원인입니다. 바른 자세의 스쿼트는 오히려 무릎을 튼튼하게 해줍니다. 앞서 소개한 스쿼트의 바른 운동법(150쪽 참고)을 반드시 참고해주세요.

★ ★ ★

12살 어린
얼굴 만들기

평소에 어떤 표정을 짓느냐에 따라 동안이 되고 노안이 된다. 40세를 넘으면서부터는 얼굴에 책임을 지라는 말이 있다. 어떤 생각과 어떤 성격을 가지고 있는지 알 수 있다는 말일 것이다. 얼굴도 근육이다. 따로 운동을 하지는 않지만 그만큼 평소의 표정 관리와 얼굴 운동이 더욱 중요하다. 이번에는 12년 어려보이는 얼굴 만들기 꿀팁을 소개한다. 꾸준히 관리하고 운동시키면 처지지 않는 탄력 있는 동안 얼굴을 만들 수 있으니 지금부터 부지런히 따라하자.

★ ★ ★

얼굴 라인까지 갸름해지는 목주름 운동

때와 장소에 구애받지 않고 할 수 있는 이 운동을 수시로 하면 얼굴이 리프팅 되고 갸름해지며 목주름뿐만 아니라 목이 길어지는 효과까지 얻을 수 있다. 또 어깨와 머리까지 시원해지고 거북목 등의 자세 교정까지 된다.

운동횟수
15~20회씩
3세트
중간 휴식
10초

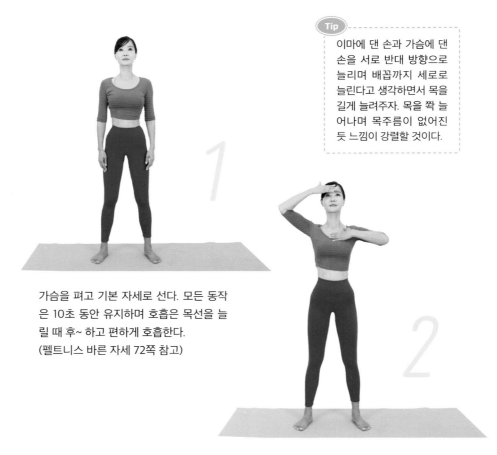

> **Tip**
> 이마에 댄 손과 가슴에 댄 손을 서로 반대 방향으로 늘리며 배꼽까지 세로로 늘린다고 생각하면서 목을 길게 늘려주자. 목을 쫙 늘어나며 목주름이 없어진 듯 느낌이 강렬할 것이다.

가슴을 펴고 기본 자세로 선다. 모든 동작은 10초 동안 유지하며 호흡은 목선을 늘릴 때 후~ 하고 편하게 호흡한다.
(펠트니스 바른 자세 72쪽 참고)

한손은 이마에 대고 한손은 윗가슴에 댄다. 턱을 위로 들어 올리며 목선을 길게 10초 동안 늘린다.

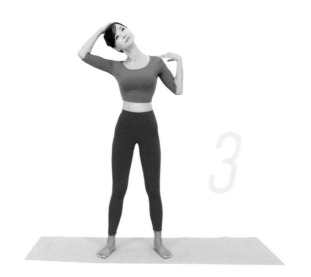

Tip

동작이 끝나면 오른쪽과 왼쪽으로 머리를 돌리는 도리도리 동작을 20번 정도 반복한다. 두통과 어깨 통증까지 싹 없어지는 아주 훌륭한 운동이니 자주 하면 좋다.

한손은 머리 위에 대고 한손은 왼쪽 어깨에 댄다. 머리를 오른쪽으로 젖히며 왼쪽 목선을 늘린다.

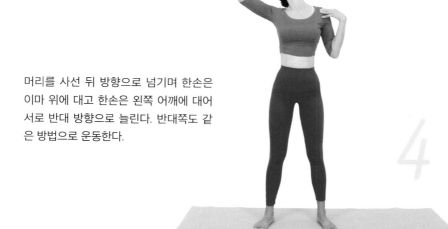

머리를 사선 뒤 방향으로 넘기며 한손은 이마 위에 대고 한손은 왼쪽 어깨에 대어 서로 반대 방향으로 늘린다. 반대쪽도 같은 방법으로 운동한다.

★ ★ ★

팔자 주름을 없애는 문틀 운동

가슴 근육이 짧아지면 연결되어 있는 볼 근육 아래로 잡아 땅겨 볼이 처지며 팔자 주름을 만든다. 가슴을 쫙 펴주는 운동으로 팔자 주름을 펴자.

운동횟수
15~20초씩
3세트
중간 휴식
30초

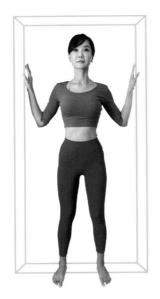

1

문틀 가운데 선 후 양손을 들어 가슴 라인에 맞춰 가볍게 문틀에 손을 댄다.

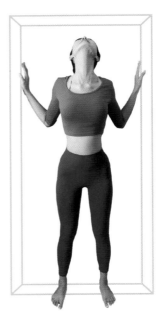

2

문틀을 의지하고 가슴을 늘리며 머리를 뒤로 젖힌다.

★★★
12살 어려지는 얼굴을 만드는 양치법

아침에 일어나서 얼굴이 굳어졌을 때 양치질로 하루의 시
작을 열어보자. 어린아이 같은 표정과 볼 근육을 만드는
양치법으로 약하고 처진 볼 근육 올려보자.

Tip

눈을 동그랗게 떠서 눈가
주름을 방지한다.

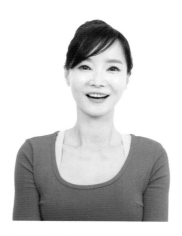
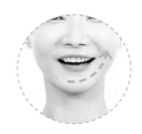

윗입술을 볼살로 들어 입꼬리를 올린다. 칫솔로
윗부분 앞니를 30초 동안 양치질한다. 윗입술을
든 채로 앞니의 오른쪽과 왼쪽을 골고루 양치질한
다. 윗입술을 든 채로 입을 크게 벌리고 아랫니를
골고루 양치질한다. 3분 동안 양치질한 후 물로 깨
끗이 헹군다.

★ ★ ★

젊은 뒤태를
만들어 주는
운동

'뒷모습이 20대'라는 말은 '얼굴이 나이 들어 보인다.'는
말이 아니다. 그만큼 균형 잡힌 뼈대와 나도 모르게 군살
이 붙을 수 있는 등, 엉덩이, 팔뚝 뒤쪽, 허벅지 뒤쪽 살들
이 매끄럽게 정리가 되어 있다는 뜻이다. 이는 건강미를
반영한 최대의 찬사다. 이러한 건강미를 가지기 위해서는
짬짬이 운동이 반드시 필요하다. 이번에는 바쁜 당신을
위한 체형을 교정하고 입체적인 몸매를 만드는 신기한 운
동을 소개한다.

★ ★ ★

12살 어려지는 걷기 운동

걷기는 나이를 막론하고 건강을 지키기 위한 가장 기본적인 유산소 운동이라는 사실을 모두 알고 있다. 척추의 회전근을 단련시켜 튼튼한 허리를 만드는 걷기 방법을 소개한다. 꾸준히 하면 허리도 날씬해진다.

운동횟수
30분 이상
빠르게 걷기

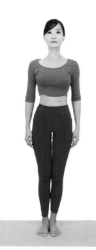

바른 자세로 선다.
(펠트니스 바른 자세 72쪽 참고)

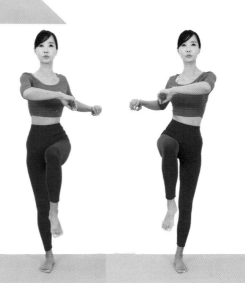

배꼽을 쏙 밀어 넣고 후후 짧은 호흡을 내뱉으며 상체를 돌리며 걷는다. 팔꿈치는 접어 가슴 라인에 둔다.

★★★
무릎 아플 때 운동

무릎이 아픈 대표적 이유 중 하나는 고관절과 무릎 관절 부위의 근육 약화로 무릎이 불안정한 것이다. 이런 사람들은 엉덩이 근육 특히 엉덩이 옆쪽 근육인 중둔근의 힘이 부족해 허벅지 안쪽이나 바깥쪽의 근육이 굳어져 무릎이 안쪽이나 바깥쪽으로 돌아가 있다. 그래서 한 발로 균형 잡기도 어렵다. 이럴 때는 집에서 흔히 사용하는 봉걸레로 고관절과 무릎을 안정화시키고 몸의 중심을 잡는 근육을 강화시키면 건강한 무릎을 가질 수 있다.

운동횟수
좌우 15~20회씩
3세트
중간 휴식
30초

> Tip
> 스쿼트를 하면 무릎이 아픈 사람도 입체적이고 탄력 있는 엉덩이를 만들 수 있다.

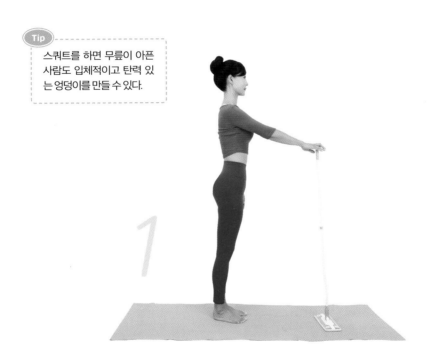

봉걸레의 끝부분을 한손으로 가볍게 잡고
선다.

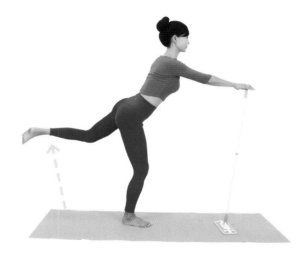

2

숨을 들이 마시며 천천히 한쪽 무릎을 살짝 굽히고 중심을 잡으며 다른 쪽 발을 들어 올린다.

3

봉걸레 잡은 손을 천천히 밀며 엉덩이의 자극을 느끼며 무릎이 흔들리지 않게 중심을 잡는다. 반대쪽도 같은 방법으로 실시한다.

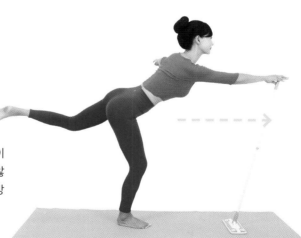

★ ★ ★

가녀린 팔을 만드는 벽 운동

한쪽 팔을 들어 손바닥을 거꾸로 벽에 대는 운동으로 팔을 비틀어 처진 팔의 근육에 자극을 준다. 틈틈이 이 운동을 해주면 가녀린 팔을 만들 수 있다.

운동횟수
좌우 15~20회씩
3세트
중간 휴식
30초

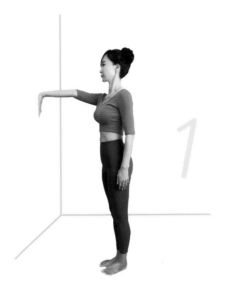

Tip
운동되는 팔의 자극에 최대한 집중한다.

가슴을 펴고 어깨를 내리고 벽 앞에 선다. 한쪽 팔을 들어 손바닥을 거꾸로 벽에 댄다. 최대한 손의 각도를 비틀어 팔뚝에 있는 지방을 짠다고 생각하며 한다.

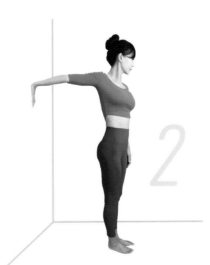

몸을 반대쪽으로 돌린다. 이때 몸을 비틀면서 후~ 하고 내쉰다.

기둥 잡고 애플힙 만들기 운동

스쿼트의 효과를 느낄 수 있는 운동이다. 집안에서 잡을
수 있는 구조물을 잡고 운동을 하면 된다. 좌골을 둘러싼
엉덩이 주변의 근육이 늘어나듯 엉덩이의 자극을 느낀다.

운동횟수
15~20회씩
3세트
중간 휴식
30초

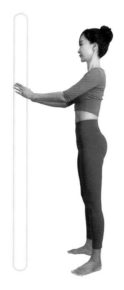

Tip
위에서 보았을 때 무릎과
발끝 방향을 맞추어 무릎
이 안쪽으로 말리지 않게
한다. 엉덩이가 아니라 앞
벅지에 자극이 오며 무릎
이 아플 수 있다.

1

양손으로 잡을 수 있는 집안의 구조물
을 찾아 가슴 높이에서 잡는다.

2

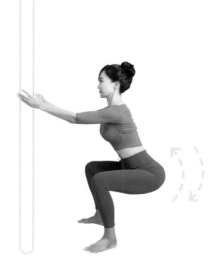

상체를 세우고 사타구니를 접으며 엉덩
이를 뒤로 빼면서 천천히 허벅지와 바닥
이 수평이 되도록 앉는다. 엉덩이가 늘어
나는 느낌에 집중하며 위아래로 바운스
한다.

★ ★ ★

12살 어린 목과 어깨를 만드는 운동

어깨나 목이 결리고 아프다면 자세의 원인을 먼저 파악하는 것이 중요하다. 혹시 운동 부족으로 인해 발생한 통증이라면 이제부터 주무르지 말고 이 스트레칭을 해보자.

운동횟수
15~20회씩
3세트
중간 휴식
20초

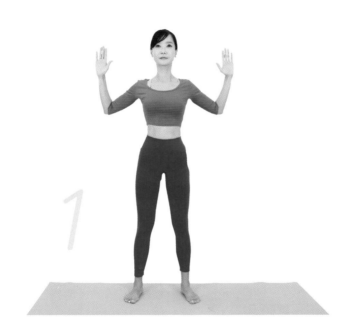

가슴을 펴고 어깨를 내린다. 양쪽 팔꿈치를 접어 팔꿈치를 가슴 라인에 두고 W를 만든다.

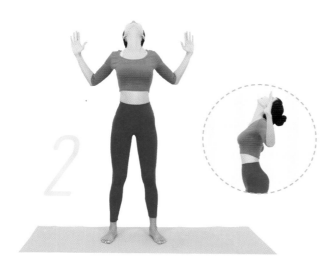

숨을 들이마시며 가슴을 펴고 고개를
젖힌다. 이때 배꼽까지 늘리는 느낌으
로 10~15초 동안 스트레칭 한다.

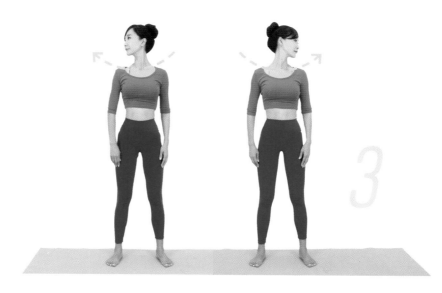

숨을 크게 내쉬며 제자리로 돌아온 후 고개를
도리도리 한다.

★ ★ ★

잠자리 손목 운동

손목 통증으로 고생하는 사람이 많다. 손목이 아프다고 운동도 안 한다면 손목은 갈수록 더 약해지기 때문에 근력 운동과 스트레칭으로 날씬하고 건강한 손목을 만들어 보자.

운동횟수
15~20초씩
3세트
중간 휴식
30초

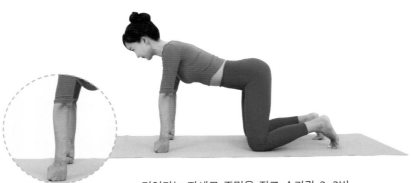

기어가는 자세로 주먹을 쥐고 손가락 2~3번째 마디의 편평한 면을 바닥에 댄다. 손목 전체에 힘을 주어 팔굽혀 펴기 자세로 버틴다.

손목 스트레칭

손도 손목도 나이 들지 않고 건강하려면 순환 운동을 수시로 해야 한다. 특히 컴퓨터 작업이나 가사일을 많이 할 경우 손목 스트레칭을 자주 해주면 좋다.

운동횟수
좌우 15~20초씩
3세트
중간 휴식
10초

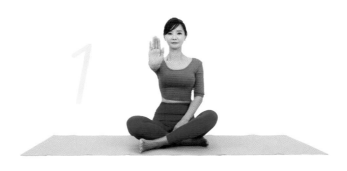

한쪽 팔을 가슴 라인 앞으로 쭉 편다.

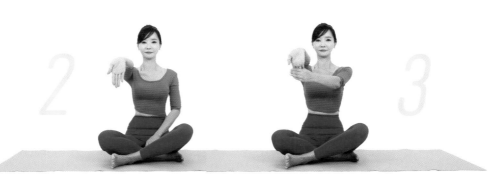

팔을 편 쪽의 손가락을 아래로 돌린다.

한쪽 손으로 손가락 4개를 잡고 몸 쪽으로 당긴다. 반대쪽도 같은 방법으로 실시한다.

걷기 운동하다 몸 망칠 수도 있어요

만인의 운동, 걷기! 몸치도 할 수 있는 운동, 걷기! 저도 걷기를 좋아합니다. 체지방을 빼려면 빠르게 걸어야 한다는 사실 누구나 알고 있죠. 하지만 야외 걷기 운동을 하면 안타까운 경우를 많이 봅니다. 잘못된 자세로 무작정 터벅터벅 걷는 사람들을 보면 정말 말리고 싶을 정도입니다. 잘못된 걷기 운동은 운동 부상을 입을 수 있어 나중에 운동을 하고 싶어도 통증 때문에 못하게 되는 경우도 발생할 수 있습니다. 앞으로 쏟아지는 자세로 땅만 보고 걷는 사람들, 안짱다리로 빠르게 걷는 사람들, 뒤로 넘어가듯이 배를 쑥 내밀고 걷는 사람들, 터벅터벅 무릎과 발목에 무리가 가도록 걷는 사람들에게 전하고 싶네요. 걷기는 쉬운 운동이 아닙니다. 바른 자세로 한 발 한 발 제대로 걸어야 합니다. (바른 걷기 자세는 203쪽 참고)

부분적으로 살을 골라 뺄 수 있나요

부분적으로 지방을 빼는 방법은 없습니다. 다만 세 가지 방법을 정확히 지켜주시면 속근육을 강화하여 부분별로 탄력 있고 입체적으로 몸매를 만드는 부분별 토닝 효과를 볼 수 있습니다. 세 가지 조건은 식단 관리, 전신 유산소 운동, 부위별 운동입니다.

이 운동만 하면 살이 안 쪄요

펴낸날   초판 1쇄 2020년 10월 28일

지은이   추민수

펴낸이   강진수
편집팀   김은숙, 김도연
디자인   임수현

사 진   박건우

인 쇄   삼립인쇄(주)

펴낸곳   (주)북스고   **출판등록**   제2017-000136호 2017년 11월 23일
주 소   서울시 중구 서소문로 116 유원빌딩 1511호
전 화   (02) 6403-0042   **팩 스**   (02) 6499-1053

ⓒ 추민수, 2020

ISBN   979-11-89612-79-5   13510

이 도서의 국립중앙도서관 출판예정도서목록(CIP)은 서지정보유통지원시스템 홈페이지(http://seoji.nl.go.kr)와
국가자료종합목록시스템(http://kolis-net.nl.go.kr)에서 이용하실 수 있습니다. (CIP제어번호 : CIP2020043824)

책 출간을 원하시는 분은 이메일 booksgo@naver.com로 간단한 개요와 취지, 연락처 등을 보내주세요.
Booksgo 는 건강하고 행복한 삶을 위한 가치 있는 콘텐츠를 만듭니다.

건강한 다이어터를 위한
북스고의 건강 도서

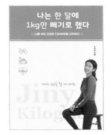

나는 한 달에
1kg만 빼기로 했다

이지은 지음 | 240쪽 | 17,800원

늘 시도하는 다이어트지만 잘 풀리지 않는다고
생각하는 사람들을 위한 가이드를 제시한다. 상
황에 따라 필요한 운동, 마사지, 식사로 언제, 어
디서든 다이어트를 할 수 있도록 구성하였다.

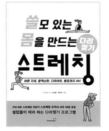

쓸모 있는 몸을 만드는
다리찢기 스트레칭

김성종 · 백민지 지음 | 180쪽 | 13,800원

집에서도 누구나 쉽게 따라할 수 있는 동작들로
구성하여 자신의 유연성에 맞춘 다리찢기가 가
능하도록 하였다. 모든 운동에 스트레칭 조이의
설명을 담은 동영상 QR 코드를 제공하고 있다.

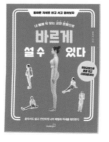

내 몸에 딱 맞는 교정 운동으로
바르게 설 수 있다

온도니 지음 | 212쪽 | 17,800원

통증 완화를 위한 바른 몸과 자세를 알아보고 병
원에 가지 않고도 바른 자세를 만들 수 있는 방
법, 일상생활에서 느껴지는 불편함을 해소하기
위한 통증별 운동 처방을 담았다.

더 이상 숫자에 얽매이지 않고 살이 찌지 않는
동안 몸매의 비밀

몸에 익숙하지 않은 운동은 잘 움직이지 않는 근육을 찾아내서 운동을 시키는 것이다. 우리 몸의 근육 수는 650개 정도로 그 중 골격근은 뼈에 붙어 몸을 움직이는 작용을 하는데, 일상생활에서 쓰이는 근육은 한정되어 있고 피로도가 계속 쌓이지만 잘 사용되지 않거나 거의 사용하지 않는 근육도 있다.

이 책의 운동들은 생각처럼 잘 되지 않는다. 왜냐하면 의식적으로 노력하지 않으면 평상시에 거의 사용되지 않는 근육들만 골라내어 운동시키기 때문이다. 그래서 포기하는 경우가 많다. 하지만 젊고 건강함을 지키기 위해서 이 운동들은 선택이 아닌 필수라는 점을 명심하자.

값 17,800원
979-11-89612-79-5 13510